U0274182

不埋没一本好书，不错过一个爱书人

七楼书店

为什么
没人能告诉我
为何生病？

自然和整体医学

〔德〕诺伯特·克里施 著

钟皓楠 译

科学技术文献出版社
SCIENTIFIC AND TECHNICAL DOCUMENTATION PRESS
·北京·

图书在版编目（CIP）数据

为什么没人能告诉我为何生病？：自然和整体医学 /（德）诺伯特·克里施著；钟皓楠译. —北京：科学技术文献出版社，2021.10
ISBN 978-7-5189-8148-9

Ⅰ.①为… Ⅱ.①诺… ②钟… Ⅲ.①医学—研究 Ⅳ.①R

中国版本图书馆CIP数据核字（2021）第154019号

著作权合同登记号 图字：01-2021-3698

中文简体字版权专有权归科学技术文献出版社所有
© 2018 by Scorpio Verlag in Europa Verlage GmbH, München

The simplified Chinese translation rights arranged through Rightol Media
(Email:copyright@rightol.com)

为什么没人能告诉我为何生病？：自然和整体医学

策划编辑：王黛君 责任编辑：王黛君 宋嘉婧 责任校对：张吲哚 责任出版：张志平

出 版 者	科学技术文献出版社	
地 址	北京市复兴路15号 邮编100038	
编 务 部	（010）58882938，58882087（传真）	
发 行 部	（010）58882868，58882874（传真）	
邮 购 部	（010）58882873	
官方网址	www.stdp.com.cn	
发 行 者	科学技术文献出版社发行 全国各地新华书店经销	
印 刷 者	天津丰富彩艺印刷有限公司	
版 次	2021年10月第1版 2021年10月第1次印刷	
开 本	880×1230 1/32	
字 数	140千	
印 张	8.25	
书 号	ISBN 978-7-5189-8148-9	
定 价	68.00元	

版权所有 违法必究
购买本社图书，凡字迹不清、缺页、倒页、脱页者，本社发行部负责调换

诺伯特·克里施医生

"我觉得我病了——

为什么没人能找到原因？"

自然与整体医学会给你答案

序言　有用的并不是治疗症状，而是找到缘由并冲破阻滞

　　我们为什么会生病？不适感从何而来，健康系统如何得到重建？三十多年来，这些问题一直萦回在我的头脑里。令我感兴趣的是潜藏在表面症状背后的原因是什么，以及慢性疾病是如何产生的。许多人在感到身体不适后，往往就开始了游走于不同医生之间的求医问药旅程。来到我诊所的时候，他们当然满怀着疑虑。但如果我们都能认识到病痛之间的关联并治愈其源头，那么他们当中的大多数人都会得到帮助。

　　我可以想象出来，你们中间的许多人在阅读这本书的时候就能从自己身上找到关联，看出线索，这有助于你们与医生或治疗师一起积极主动地研究病症的源头。毕竟，对自己的钻研是走向自我认知与采取相应行动的第一步。本书第96页起有一份详细问卷，它将为你实现这一目的提供帮助。

　　在作为一名整体医学专家的日常工作中，我遵循了许多

方法，尝试了各种各样的疗法，总结出了重要的经验和认识，我想将这些经过缩略与梳理的经验和认识通过这本书带给大家。你可以靠这本书认识到不同疾病之间的关联，以及背后的原因，例如，文明社会中特别常见的症状——背痛、心律失常、头痛、过敏等。当然还有如何使这种不平衡的状态重归平衡状态，以达到恢复健康、预防疾病的目的。我向你们保证，这将是一段轻松的学习旅程。

作为一名整体医学专家，我将人体视为一个整体系统，如果以这种开阔的视角看待事物，你就会对健康有新的理解：人们会看清是哪些因素决定了我们的健康状况，以及个体如何改善自己的健康水平，过上更高质量与更健康的生活。这就是我想说的，也是我写这本书的原因。这使我长年大量研究与治疗的经验有了用武之地。因为只有当我知道疾病是如何产生的，如何以及在哪里表现出来的时候，我才能知道我应该从哪里下手，以调整身体的不平衡状态。

对身体能量场的干扰常常会引发不同层面的疾病。人体是一个复杂的身心系统，但没有一个学院派的医生会将风湿病或抑郁症与受损的肠道菌群，或将颈椎引起的头痛与危害健康的补牙填充物联系起来。

基因与遗传是一回事，表观遗传学[1]是另一回事。恰恰是在家庭中有癌症或其他疾病出现的情况下，改变行为——常常也需要改变思维，才可以提高自己的健康水平，避免可能发生的家族性疾病。这一点已经得到了科学的证实。心理状

1　表观遗传学（Epigenetik）是与遗传学相对应的概念。遗传学是指基于基因序列改变所致的基因表达水平变化，如基因突变；表观遗传学则是指，在基因序列不发生改变的情况下，基因表达的可遗传的变化。——编注

态和消化系统对我们的健康也有影响。生命体比我们想象的要复杂得多，不要拘泥于眼前所见，我们每个人都应该强化自己的中心，找到自己身体的平衡状态。

很荣幸能陪你一起踏上这条自我认知的旅程，你将从更深刻的层次上认识自己，甚至是体验一些顿悟的时刻。希望你能从中获得启发，走上一条通往健康和幸福的道路。

你的诺伯特·克里施医生

"Cogita et fac idem, sanus eris."[1]

（知行合一，你就会健康。）

1　原文为拉丁语。——译注

目录

第一章　我如何成为今天的我
——生活就是一系列可能性

我对表象背后的深层探索有两个原因：首先是我对整体关联性天生就具有好奇心。因此我在攻读医学的同时还在学习哲学。

法兰克中部地区维斯巴赫的寄宿学校里的拉丁语和希腊语老师为我做了出色的准备工作：他们激发我去理解语言的深层含义，以及这些含义如何展现出它们的复杂性质，这为我在乌尔姆大学里建立第一个哲学研讨圈子奠定了基础。我在那里遇到了我的导师弗里德里希·卡姆巴尔德（Friedrich Kambartel），他是康斯坦茨大学的哲学教授。他与尤尔根·哈贝马斯（Jürgen Habermas）的教诲启发了我，他们都认为语言的理性应当深究行为与精神上的原因，表达与行动是同一回事。只有在这样的前提下，人才是真实的，我和他们都赞同这一点。

我在很年轻的时候——这是我深入研究表象的第二个原因——就失去了我的父母。这样的经历对人影响深重，使人痛彻心扉：我的父亲在我4岁时死于结肠癌，我的母亲在我23岁时也死于结肠癌。我照料了她五年，却束手无策。也许这段经历也让我产生了强烈的想要帮助别人的愿望。

但是，到我能够发现引发疾病与不适的原因并对其进行治疗，还需要一段时间。

起初我计划在慕尼黑格罗哈德恩医学院考取博士学位，然后进入大学授课，当上教授。我那博士毕业的父亲说过的一句话恰好形容了我的处境："你未来十年的生活都将乏善可陈！"这是我职业生涯的第一个转折点：我无法想象十年的生活都毫无记忆点。过了这十年，我就已经38岁了——我父亲在这个年纪已经去世了。所以我不想"牺牲"这一段时间。因此在毕业以后，我在服兵役期间成为一名军医，开始发现在实际的医疗过程中，你会遇到截然不同的患者，而不是像在大学诊所里那样只有最典型的患者。我很高兴能与各种不同的疾病打交道，所以我选择了巴特绍尔高的一个很小的地区中心医院作为我职业生涯的下一个里程碑。我在那里治愈了一位受伤的泥瓦匠、一位怀孕的母亲、许多心脏病患者，以及那些在家族聚会中烧伤后被送到急诊室的患者。

之后我努力训练自己的行医技能，在不同的医疗保险诊所工作，并第一次在慕尼黑作为助理医生参与到自然疗法的实践中。

然后我的生活又迎来了一个意义重大的时刻：在巴伐利亚州东南部城市帕绍附近的鲁斯托夫，我替代一位生病的同事出诊，每天治疗八十到一百名患者，这在乡村诊所是很常见的。我出色地完成了我的工作，我也喜欢与患者保持长期的联系。我与诊所里的员工也相处得很好。那位生病的同事也这么认为。因为当他恢复健康以后，他提议让我去做他的搭档。

但我当时的女朋友——现在已经是我的妻子了——拒绝搬到巴伐利亚州，所以我面临着一个问题：是分手并进入诊所工作，还是放弃这个机会？

一天晚上，就在我入睡之前，我突然清醒地意识到我整天都在这里做些什么：和八个门诊助理每天治疗五间病房里的八十个患者。我自问：你真的把他们治愈了吗？你还会经常见到他们，有些人甚至一直都在，但治疗似乎对他们并没有帮助。你只开所谓的"抵抗药物"：抗生素、抗抑郁药、抗高血压药、抗风湿药、抗精神病药，等等。

这就是人们实际上用来治疗症状的方法。它只是在暂时地帮助患者，并等着身体自行康复。难道这就是我决意要学习，要作为职业目标的医学吗？毫无疑问，实践工作可以带给我快乐。我觉得我需要实践工作。但难道我真的想一辈子都以这种"抵抗疗法"来治疗患者吗？

你不想！我告诉自己。根据我的哲学信念，我也必须采取相应的行动：如果你不想这样做，你就不能再继续这样下去了。你必须做你认为正确的事！难道不是吗？这个声音在我脑海中回响。

生活也教会了我这一点：在这种要做出决定的时刻，你要么仔细地阅读书籍，要么与那些能够敦促你前进的人进行细致的交谈。因此我阅读了克里斯汀和弗里多·曼夫妇的书《要有光：量子物理学中精神与物质的统一》[1]。两位作者在

---

1 《要有光：量子物理学中精神与物质的统一》（*Es werde Licht: Die Einheit von Geist und Materie in der Quantenphysik*），作者弗里多·曼（Frido Mann，1940— ）、克里斯汀·海森堡（Christine Heisenberg，1944— ）分别是德国著名作家托马斯·曼的孙子和著名物理学家维尔纳·海森堡的女儿。——编注

这本书中解释了精神的量子物理学是如何运作的，他们认为我们会在这样存在的瞬间认识到新的可能性。

我们可以在广泛的可能性中选择和利用机会。我就是这样做的。几天以后，我在鲁斯托夫的诊所里找到了一本小册子。这本小册子介绍了费迪南德·胡内克（Ferdinand Huneke）的神经疗法。

我的顿悟：神经疗法

神经疗法的治疗形式是指通过注射局部麻醉剂，以调节和反射的方式干预身体器官，以治疗如背痛、头痛或头晕的症状。这种以互补为手段的治疗方法的原理是，身体的许多不适都有可能是由某种所谓的"干扰场"引起的。疤痕、骨折、慢性炎症都可能成为"干扰场"。它们持续不断地（也就是慢性地）以干扰信号扰乱植物神经系统，使身体处在持续的压力之下。如果将局部麻醉剂，比如，普鲁卡因或利多卡因注射到这些干扰场中，就很有可能会中止它们的运作，身体就有可能恢复正常的调节功能。

这听起来令人兴奋且十分有趣，我立即开始问自己可以在哪里学习到这种疗法。就像人们在生活中经常需要一个榜样来给自己尝试新事物的力量与勇气。第一个让我了解到这种新疗法的人是一位维也纳的牙医——弗兰兹·霍弗（Franz Hopfer，1917—1996）教授。他成了我的榜样。

在1981年，在巴登-符腾堡州弗罗伊登施塔特县的年度自然疗法大会的一个进修班里，我结识了他。"神经疗法"的课程持续了三天，而霍弗教授直到去世前都在组织这种引人注目的进修活动，我一直很喜欢参加这些活动。他将"cogito ergo sum"[1]（我思故我在）的表述扩展成了"Cogita et fac idem, sanus eris"[2]（**知行合一，你就会健康**），他对自己取得的成就所怀有的热情也感染到了我。

这一定有某种原因，我想：这个人不缺钱。他不再需要走遍全国，以寻求一种全新的，因而也是令人存疑的治疗方法。不，他对自己的经历满怀着热情，想要把自己的经验传授给别人。他希望将神经疗法介绍到乡村诊所里，因为人们可以通过这种疗法令激越的细胞重新回到镇静状态，促成疾病的痊愈。

他认识到，如果——我举一个例子，我经常用这个例子

1　原文为拉丁语。——译注

2　同上。

来说明自然疗法的作用机制——你想听收音机，但在附近有人打开了吹风机，你就会听到噪音。你当然可以换台、调节音量或是按下收音机上的其他按钮，但这些都无济于事。除非你把吹风机关上，否则噪音不会终止。

你在实践中一定要看到全局，同时要明白干扰可能来自完全不同的角落，你根本没有怀疑到这些角落，但它们可能会对你的健康产生至关重要的影响。

你当然可以治疗你的症状，但这不会有任何成效，还会适得其反。从长远来看，你只会感到越来越不适，越来越虚弱。你会注意到——许多患者来找我的时候就是这样——你正在兜圈子，一个黑洞在你面前开启，正在变得越来越深。

现在我又参加了后续的课程，阅读了专业文献，并且——获得了"自然疗法"的额外知识——将我的新知识应用在了实际治疗的过程中。

在巴特格里斯巴赫的一次从医经历中，我有一段非常特别的体验。在那里停留的倒数第二天，我开始整理病历，我的目光落到了一位患者厚厚的病历上。病历的第一句话写道："经过一次子宫摘除手术以后，患者逐渐开始偏瘫。"

在二十年前的一次子宫摘除手术以后，这位患者就开始了在不同医生与教授之间的求医问药，但似乎没有一个人能够帮到她。

我所受过的训练使我变得敏感，我心里的所有警钟立刻都拉响了：第一句话已经包含了诊断。不可能！我想。我立刻明白了：在下腹部做过手术以后，一个"干扰场"就形成了。我对此非常确定，立刻就怀着一个年轻医生的热情给这位女士打了电话。我向她解释说，我觉得我可以帮助她，但我在巴特格里斯巴赫的旅程只剩下一天了。她当然非常怀疑，拒绝道："我请教了许多教授，但没有人能帮到我。你只不过是一个乡村医生，你觉得你能做些什么？"

我以我的"新疗法"为自己辩护，坚持讲述着我自己的知识。第二天早晨，她的丈夫和儿子把她带到了我诊所的二层楼。他们把轮椅停在门口，我的诊所没有电梯。

我在她子宫两侧所谓的弗兰肯豪森神经节[1]里各打了一针，然后就发生了不可思议的事情。这位女士能够再次感觉到她瘫痪的腿了，还可以移动这条腿。我们都不敢相信自己

---

1 弗兰肯豪森神经节，指的是下腹部神经丛内子宫颈外侧的神经节。——
   译注

的眼睛。我们被眼前的场面震惊了：我们见证了某种奇迹的发生。

这件事的结果使我从对神经疗法感兴趣的医生变成了神经疗法的狂热宣传者。那是在1982年，几个月后，我在施瓦本中部开了一家属于自己的诊所。因为人们在所谓的找寻干扰场的过程中花了太多时间，我觉得有必要开一家私人诊所，尽管当时是医疗保险诊所的黄金年代。

为了降低成本，一开始我在我们四居室的公寓里从业，当时我、妻子还有我们的儿子就住在那里。准确地说，我是在卧室里从业。我在双人床旁边又放了一张床和一张写字台，没有候诊厅。一年半以后我们的女儿出生了，我把我的诊所搬到了隔壁的公寓里。

那时我相信，我可以用神经疗法治愈一切，以手中的注射器迎接我的患者们。我的注射器就是我的招牌，有了它和神经疗法，我就能帮助很多人：头痛、背痛和膝盖痛的患者，患有苏德克综合征[1]、坐骨神经痛、椎间盘突出、风湿症的患者和骨折不愈合的患者……

---

[1] 苏德克综合征（Sudek-Syndrom），一种以红斑、水肿、功能损害、感觉和血管运动障碍为特征的疼痛性疾病。——译注

但也有一些患者，局部麻醉剂对他们不起作用。"没有什么疗法是万能的"，随着时间的推移，我越来越深刻地认识到这一点。因为作为一位治疗疾病的医生，我总是会和我的患者建立起一种情感上的关联，当我的治疗没有奏效的时候，我就会有些失望。因此我总是在不断尝试新的事物：我过去和现在都十分坚信，如果我的治疗没有起作用，那只是因为我没有找到了解这个人和他的疾病的正确钥匙。

我心里总是在想着某个特定的人，总是在寻找着新的疗法和新的钥匙，想要帮助他。作为一名医生，我的眼前永远是一个个鲜活的人，而不是一个个病例。如果仅仅是服用用于缓解症状的抵抗性药物，患者往往就会长期处于一种失衡的状态之中。在这种情况下就需要破除这种阻滞，重新激发身体的自愈能力。只有当一个人成功地将僵滞的状态转化成波浪形运动的时候，这个人才有可能得到真正的治愈。

所以问题就是：作为一名医生，我必须做些什么才能够使这种状态成为可能？我可以通过何种疗法来刺激患者的肌体，使患者重获自然的平衡状态？

更为个性化的治疗方法是有必要的

为了寻找解决问题的新方案，我参加了弗罗伊登施塔特县的春季专家会议和巴登–巴登的秋季专家会议。今天我也依然在尝试新事物，继续训练我的技能。因为生活不会停滞不前，一切都要向前发展，也包括自然疗法。虽然自然疗法就像替代医学[1]的所有分支一样——例如，阿育吠陀医学或传统中医学——也是建立在一个古老的知识基础上的，但总是有新成果问世。

在神经疗法之后，我学习了针灸。对我来说重要的不一定是那根针，而是对整个能量系统的关注。通过研究经络，也就是人体内所谓的能量通道，人们会对疾病达成完全不同的理解。

人们总是会提到阴阳平衡——这二者在中国哲学中是一组互相对立，却总是与彼此相关联的力量。人们试图通过针刺、艾灸、药草和茶来重建能量分配的平衡状态。有经验的中医医师会在号脉的基础上加以检查。

---

1 替代医学也称为另类医学、替代疗法，指现代医学以外的医学理论与技术的总称。冥想、催眠、针灸、按摩都属于替代医学。——译注

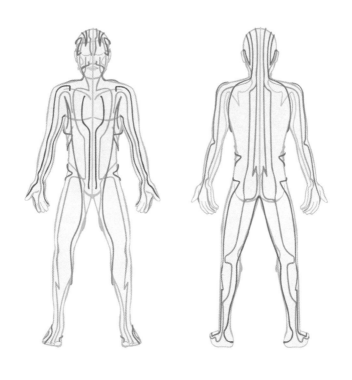

　　学习号脉需要大量的练习和一位经验丰富的教师。因此在初步的尝试之后，我没有进一步学习这种诊断方式。如果我能用生物化学的原理来解释神经疗法的话，那么中医学对待人体的治疗方法就是与我们的西方医学完全不同的，对我来说那完全是一种新的方法。这段经历让我认识到：人体是一个开放的系统，会不断地受到内部与外部的刺激影响。为了保持平衡的状态，我们必须要有一个完好无损的整体环境。

在我参加的所有进修课程中，有两个问题对我来说至关重要：

1. 他们教给我的哪种方法可以帮助我在诊断或查找原因方面取得进展？

2. 哪种治疗方法是在尝试观察和改善患者所处的内外部环境，而不是从外部进行压制？

在这样的前提下，我对许多治疗方法进行了研究，与此同时，有一位伟大的医生成为了我的榜样：汉斯·科尔布（Hans Kolb）。他在三十年前就为我打开了微生物疗法的大门。这种疗法的原理是：我们的微生物，也就是附着在我们黏膜上的细菌群落处于失常状态，扰乱了我们的整个免疫系统。

实际上，基于这个问题的研究成果正在源源不断地发表出来。此外还有像朱莉娅·恩德斯[1]的《肠子的小心思》、阿

1　朱莉娅·恩德斯（Giulia Enders，1990—　），法兰克福微生物研究院医学博士、畅销书作家。2014年出版的《肠子的小心思》（*Darm mit Charme*），一举打破德国健康科普类图书销量纪录。此后，该书版权销售至全球几十个国家和地区，全球销量超过500万册。中文简体版《肠子的小心思》于2016年由江苏凤凰科学技术出版社引进出版，2019年天津科学技术出版社再版。——译注

德里安·舒尔特[1]的《便便来了，你的肠子在说啥？》[2]或佩妮拉·斯达菲尔特[3]的《我们一起聊大便》（*So ein Kack*）这样的书籍，就以简单易懂的方式传达了这一类的知识，为人们做出了巨大的贡献。

自1987年以来，微生物疗法一直都是我治疗过程的一个重要组成部分。因为如果没有完好无损的免疫系统，我们的肌体就无法开始自救。要促成这一点，我们可以加强所谓的保护菌群，例如乳酸杆菌和双歧杆菌。它们在我们的身体里就像街道上的警察，寻找着入侵者和违反秩序者。如果我们同时还在服用增强免疫力的菌种，例如粪肠球菌或生理性大肠菌群，我们就要确保这些巡警和刑警都要一起接受这一次培训。有时这种措施的力度还不够，那么像GSG 9[4]这样的特种部队就必须

1　阿德里安·舒尔特（Adrian Schulte，1963— ），德国著名自然疗法专家和全科医生，博登湖迈尔医疗中心医疗总监和首席医师。——译注

2　*Alles Scheiße!? Wenn der Darm zum Problem wird*，一本肠道健康科普书，作者根据二十年肠道治疗经验与最新科学发现，系统介绍了人体的消化道以及整个消化过程，指出削弱肠道功能的食物和饮食方式，以及肠道不健康给身体带来的影响，并给出简单易学的肠道健康法。——译注

3　佩妮拉·斯达菲尔特（Pernilla Stalfelt，1962— ），瑞典著名童书作家、插图画家，作品以幽默、易懂见长，善于用孩子喜闻乐见的方式为他们展开有关生命的话题。——译注

4　德国联邦警察第九边防大队，是世界著名的反恐特种部队。——译注

采取行动。这就是所谓的自身疫苗，也就是在实验室中由患者肠道里、尿液中、阴道黏膜上或咽喉内的细菌制成的疫苗。我们试图通过定期接种这种疫苗来训练我们身体里的特警，以从根本上控制咽喉、膀胱或生殖系统的反复发炎。

为了强化人体内的免疫系统，我一直在研究禁食疗法、F. X. 迈尔[1]禁食疗法、食物组合法[2]和轮换饮食法[3]，并且这几年来，我一直在对食物不耐受[4]现象进行重点研究。因为各种慢性病都经常会与一个人的饮食习惯有着直接的关联。

诊断学——创造力与敏感度

为了在食物不耐受的情况下保证彻底的安全，我重新开

---

1 F. X. 迈尔（Franz Xaver Mayr, 1875—1965），奥地利医生，开发了一种禁食和卡路里限制的方案，包括茶和水禁食，低热量牛奶面包饮食和纤维含量低的温和肠道饮食。——译注

2 食物组合法（Trennkost），不同时进食蛋白质和碳水化合物，从而达到控制体重的目的。——译注

3 轮换饮食法，一种自然疗法，在一定时间内停止正常饮食，只饮用健康水，食用高纤维营养代餐。——译注

4 食物不耐受，一种复杂的变态反应性疾病，人的免疫系统把进入人体内的某种或多种食物当成有害物质，从而针对这些物质产生过度的保护性免疫反应。——译注

始研究例如验血之类的传统方法——尽管我是能量检测法的热情信徒。此外，如果对于治疗是有必要的，我也会采用成像技术得出的结果，例如X光片、超声波或核磁共振技术。

我对于当今的医学界把这些技术程序放在首要位置的做法持批判性观点。**有的医生常常根本不去认真对待来找他的患者，而是仅仅关注血常规或核磁共振图像。我认为这一点很能引人反思，我也感到很惊讶，因为当我想要看看在我的诊所里这些技术检查有多少是必要的时候，我发现必要的情况最多占到所有诊断的10%。**

就像我所说的，我试图主要凭借我的个人诊断来诊疗。因为我和坐在我面前的这个人的人际联系，给我提供了许多信息，而且这也是一种能量检测的形式。

在弗罗伊登施塔特县和巴登-巴登的自然疗法会议上，有许多展台都在能量检测的领域为替代医学从业者提供了各种各样的检测设备。但它们并不测量身体对电、热或电磁刺激的反应。它们所需要的都是人，它们就像放大器一样测量超精细的反应。

因为有可能会有许多不同的刺激，而且我们肌体有能力控制不同的刺激，所以研究人员和富于奇思妙想的人们的创造性是没有界限的。因此这个领域的初学者往往会受到人们过高的要求，他们只能尽力创造出疯狂的卖点来为自己辩护。

为了能够更好、更准确地进行诊断，我添置了各种各样的检测仪器。我在能量检测领域遇到的最有趣的发明家之一就是莱因霍尔德·沃尔[1]博士。他与工程师弗里茨·沃纳（Fritz Werner）一起开发了一种测量穴位处皮肤导电率变化的仪器。

我举一个例子，如果人们将一种顺势疗法的药物引入电路，皮肤的导电率就会改变。我让患者接受药物注射，并用一只手持着电极，就能找到哪种药物可以使皮肤导电率达到平衡。这种方法以他的名字命名为"沃尔电针法"，并且在替代医学领域引发了一场真正意义上的革命。尽管这一过程还没有得到生理上的恰当说明，但人们常常会提到使用这种诊断方法会取得成功。经过一些练习以后，我也可以熟练地运用这种方法进行检测，并得出了一些有趣的见解。我举两个例子：

事例1：一位患者告诉我，她总是看到重影的物体和人。她的眼科医生找不到问题所在。通过沃尔检测法，我注意到她

---

[1] 莱因霍尔德·沃尔（Reinhold Voll, 1909—1989），德国医生，电子医疗设备发明家。——译注

的脑垂体上有一个附着物。于是我建议她做CT检查，以便让我的专业同事更仔细地察看脑垂体的状况。

第二天我的同事给我打电话，问我是怎么得出这个推测的。我向他解释了我是怎么注意到了这种异常现象的，他对我说："我从来没有发现过这么小的脑垂体瘤。这样的尺寸只需要定向放射治疗。"这句话在我听来是对我所采取的方法的祝贺。

几周以后这位患者给我写了一封信。她在信中表达了对我的感激之情，并告诉我她的医疗保险不能为她支付这一检测的费用，所以她觉得她也没有义务付钱给我。生活有时候就是这样的！

事例2：另一位患者的阴唇上总是会出现脓肿，已经做了三次手术。大家肯定能想象到在这种情况下夫妻生活所要经受的不愉快。

我的检测方法在这个案例中也发现了一些引人注目的东西：一些沉积的铜。经过详细的问诊，我发现她安装过铜制的子宫帽。我建议她取下子宫帽。她去让她的妇科医生把它取了出来，脓肿就缓解了。她的问题就解决了。

但在三年后她又来到了我的诊所，因为同样的问题又出现了。当我问她哪里有变化的时候，她在讲述的过程中提到她镶了一颗金牙。我请她的牙医将嵌体的材料清单寄给我，然后发现所使用的合金里含有3%的铜。她上了非常全面的私人医疗保险，保险公司同意她换掉牙齿嵌体，并支付了费用。从那以后她的问题就完全解决了。

随着时间的推移，我尝试了许多能量检测的方法，例如，生物功能诊断（BFD）、Vega测试[1]、热成像术和基尔良摄影术[2]，这些技术会拍摄手和脚的照片，以使它们的能量辐射变得可见。但我有两点发现：

为了确保测试正确地进行，人们需要完全专注于测试的程序。只有这样，才能随着时间的推移正确地解读测试的结果。因为这些测试绝不是所谓的硬指标测试，每个人都能得出相同的结果。它们是软指标测试，与检测者的能量场密切相关，因此可能会得出不同的结果。

对此已经有许多研究试图给出解释。在我看来，只有

1 德国公司Vega在1987年发明的检测方法，目的是为测量针灸点的变化。——译注
2 基尔良摄影术（Kirilian-Fotografie），可以记录物体周围高压电电晕放电的过程。——译注

托马斯·格尔尼茨（Thomas Görnitz）和布丽吉特·格尔尼茨（Brigitte Görnitz）的《从量子物理到意识》（*Von der Quantenphysik zum Bewusstsein*）一书中所描述的量子物理学研究的成果给出了解释。我们每个人都不断地在自己这个开放的系统中记录所有可能的信息量，也就是所谓的"原型"（Protyposis）。只有当研究者理解了这些信息，或是患者的反应赋予了这些信息一个意义的时候，它才会进入到检测者的意识中，并有可能得到相符的解释。

当一次治疗取得成功的时候，这种主观的解释就得到了证实。许多年来，这已成为一个程式化的过程。因为直觉知识有时就是经验，长时间进行检测的工作人员的直觉就会得到强化。比如，沃尔医生通常不需要将药物引入电路，就可以感觉到患者到底需要什么。

在许多次检测中，另一个让我印象深刻的点是我在每两小时的检测后都感到筋疲力尽，是真的毫无力气。我在上文提到的关于检测者肌体中数不胜数的信息量处理的观点可以解释我的疲惫。这种疲惫的感觉意味着我不再能给予我其他患者充分的关照了。

根据**"知行合一，你就会健康"**这一座右铭，我不得不缩减我的检测程序。我一如既往地在合适的时间点发现了一本新书，美国的整骨疗法[1]医生约翰·戴蒙德[2]的著作《你的身体不会说谎》恰好针对我的情况，他在这本书中介绍了运动生理学的检查方法。

随着时间的推移，这一检查程序得到了进一步的细化与扩展。它的本质是以数据思维进行的能量检测法。因为在以数据记录的情况下，受试者的肌肉张力会表现出或强或弱的反应，会被记录为是或否，或0和1。

患者会直接感受到他的肌体对某种特定的食物或药物说"是"或"否"。如果他的肌肉保持强健，那么就是"是"；如果他的肌肉变得虚弱，那么就是"否"。在臂长差异的检测中，双臂等长就是"是"，双臂不等长就是"否"。

起初患者们会说："他们挤压的强度不同。"但问题不是要显示出谁的力量更强，而是所谓的受试肌肉（通常是上臂肌肉或大腿肌肉）是否被关节——也就是肩部或臀部——阻碍的问题。

1　整骨疗法（Osteopathy），又称骨疗法、骨科医学，是替代医学的一种，重点是通过骨头与关节的徒手操作，解除血液循环系统与神经系统的阻碍。——译注

2　约翰·戴蒙德（John Diamond），1934年生于澳大利亚，医生、作家，整体医学专家，澳大利亚和新西兰皇家精神病学院院士，国际预防医学会前会长，著有《你的身体不会说谎》（*Your Body Doesn't Lie*，1979）等二十多本医学类畅销书。——译注

孩子们很快就能领会，不会去质疑这一检测。

我举一个我的女性朋友的儿子的例子，那年他13岁。他总是会感染疾病，因此无法取得良好的成绩。就算他确实是一位出色的游泳运动员，他也常常无法在比赛中证明自己的真正能力。

我询问起他的饮食习惯，听说他就像许多年轻人一样主要吃甜食、可乐、面包和比萨。因为我知道精制糖经常会影响身体机能，引发感染，我就为他做了"糖检测"。

我问他哪一边的手臂更强壮。既然他是右撇子，那么当然应该是右臂。我让他伸出手臂，并在我试图把手臂推下去的时候将手臂举高。作为一个训练有素的游泳运动员，他的肌肉很发达，我没有办法把他的手臂推下去。然后我把一块方糖放在他的左手里，重复这个实验。突然间，我可以只用一根手指就把他的手臂推下去了。如果我们把糖拿走，他又会变得强壮起来。

他自己也感觉到了这一点，于是改变了饮食习惯。因为他的母亲是我的朋友，我就一直在追踪他的进展。他作为游泳运动员的成绩越来越好，并且登上了北京奥运会的提名名单，也和团队一起破了一次世界纪录。在他的一次生日聚会上，他向我提起了那次多年前的实验，并对我表示了感谢，因为这次实验真的改变了他的人生。

自从我开始学习并运用运动生理检测法，它就成了我主要运用的能量检测方法。这种方法更为直接，其结果也非常良好，而且迄今为止，作为一个检测者，我并没有感到特别的疲惫。

如今，在系统性的诊断方法和诊断仪器的培训计划中，我们已经团结协作，着手进行试验。这个过程很辛苦，但也能带来许多乐趣。因为我是一个求知若渴的人，我至今也仍在探索分类的各种可能性。我尝试这些方法，将它们与我的经验进行比较，也许可以了解另一种诊断工具，可以帮助我更快、更准确地了解患者的身体想要告诉我什么。这样我就可以帮助他重建身体的自愈能力。

人作为中心

治疗总是始于我对我遇到的人们的兴趣。在与此无关的常规医学中几乎不会有这种情况出现，甚至连医生最古老的那个问题"您最近好吗"都常常不被包括在内。在没有关联和信任的情况下，治疗怎么能够进行呢？对情况缺乏了解或没有同情心都会造成困难。很显然，没有这样的一个基础，就不可能建立起真正的联系。因为患者在治疗过程中一定要感觉自己受到了认真的对待。

要让患者感觉到自己被人看见，

这对治疗过程是至关重要的。

只有这样，患者才会打开心扉。

患者应该把自己当作医生的合作伙伴，因此我也必须向患者以简单而直观的方式解释导致他的疾病的原因。这样他就能够理解治疗的过程，以及我们希望通过治疗一起达成的目标。

每个人都是一个开放的系统。这意味着每天都有生命力和能量涌入我们体内——通过我们吃下的食物，通过环境、交通、居住地还有与我们一起生活和工作的人们，通过我们或友好、或敌对、或紧张、或愤怒甚至可能还会暴怒的思想和情感。所有这些都对我们和我们的健康有所影响。因为健康不就是所有这些元素的平衡摇摆吗？

如果我们生病了，我们的身体结构就会陷入失衡状态。

如果我们是健康的，所有涌入我们体内的物质就达到了平衡状态，它们通过自己的特性或DNA进入到我们体内，与其他人、不同的状态、物质和环境进行交换。

每天都有各种信息、对话和物质向我们涌来！光是氧气，我们每天就要吸入1万升，与此同时还会吸入无数的细菌、病毒和尘埃颗粒，我们每天饮用2升液体，大概摄入约2公斤的食物，每秒获取125兆字节的信息：大脑不仅要处理体温有多高这样的信息，还要处理我们每天平均250次看智能手机或平板电脑、打电话和交谈的时候所嗅到、看到、听到、感觉到的事物。更不用说我们头脑里无休无止的对话了，与他人的会面、待办事项清单、电子邮件，这一切都要求我们的身体在认知、肌肉、荷尔蒙、微生物、免疫系统和情感方面进行处理。

自20世纪70年代末以来，免疫系统也受到精神的控制这一点就开始广为人知。也就是说，如果我们遇到麻烦，心情不好，我们的免疫系统就会被削弱，如果我们的肠道菌群处于失常状态，我们的精神就会遭受折磨。一个变量总是会影响到另一个，没有什么是一个孤岛。潜意识受到肠道的控制，如果我们感到气愤或紧张，肠道的环境就会受到负面的影响，从而也会影响到我们的免疫系统。

所有这些都说明：要维持我们身体的平衡。治疗一个身体问题、一种慢性疾病的过程也是一个个体找回他身体的平衡状态，或是终于发现他身体的平衡状态的过程。就像我上文提到过的那个有关吹风机的比喻一样，只有这样，这个人才能真正地、完美地听到他体内收音机的声音，也就是他真实的自我的声音，并将这个声音表达出来。只有这样，只有保持这种平衡的状态（远离使人患病的干扰场），才能迎来持久的健康。

但大多数来找我看病的人都伴随着一种痛苦的压力。他们常常已经看过许多不同的专家。他们抱怨反复出现的背痛、头痛、消化问题、持续性的疲劳，等等。这些都是身体发出的明确信号，向我们指出它已经处于失衡状态。

我假设患者身上一定存在一个主要的干扰场，我们必须发现它，治疗它。

第二章　肌体——四个层面上的整体系统

　　人体是一个开放的系统。人与其他人交流，按照一定的原则思考和行动，在同事、伴侣和家人面前感到拘束或是自在。人以家庭烹饪的食物、素食或快餐为食，因为他从家人那里学来了这种饮食方式，或者是因为他受到了流行的饮食趋势与烹饪杂志的启发。人可能会有食物不耐受的症状，或在自己也不知情的情况下对金嵌体或钛涂层的支架有过敏反应。人可能会在运动或工作中摔断腿或手，可能会出车祸，可能会因为在雨中骑自行车而感冒，也可能会不得不与偶尔或定期引发的炎症与疼痛作斗争。

为了理解这个非常复杂的系统的运作秩序，并且作为一位替代医学从业者可以更容易地定向诊断，我从四个角度来看待人体。因此我会提到人体的几个层面，并且对主要的致病干扰场存在于哪一层面进行实验。然后我们就有了治疗的对象，我们需要打破系统的阻滞状态，让它运转起来。这是迈向健康的第一步。这些层面分别是：

1. 结构层面

2. 调节管理层面

3. 心理—情感层面

4. 精神层面

手印实验[1]

为了确定干扰场的位置，我进行了所谓的"手印实验"。我们的肌体和我们的意识可以在不经思索的情况下就理解这样的行为。这种做法源于印度，在瑜伽中有着重要地位。

1　原文为"Der Hand-Mudra-Test"，Mudra，梵语，指瑜伽修炼时手的姿势，又称为印契。——译注

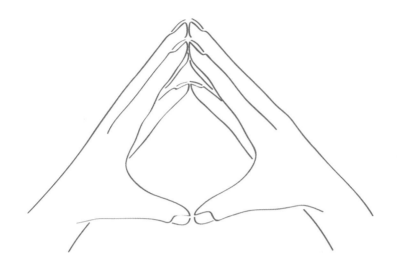

德国最著名的手印大概就是所谓的安格拉·默克尔[1]之轮，她将双手这样摆在肚脐前面。她想要表达的意思是："我处在我自己的中心，我再也不会让任何事物进入我的身体，我只会听信我自己坚信的事物。我是真实的。"我们在佛像身上会看到另一种手印，我们很快就能理解它的意思。比如说，它表示停止，或者一种给予的态度。

事实证明，有一些手印与我所介绍的四个层面有关，我对这四

1　安格拉·默克尔（Angela Merkel，1954— ），德国女政治家，莱比锡大学物理学博士，现任德国总理。——译注

个层面的研究已经长达八年。我对这些层面提出这样一个问题：主要的干扰场在哪里？

结构或细胞层面

在这个层面上，我们的身体细胞直接受到影响。干扰场可以是一次事故、一起创伤，也可以是一种先天或后天的结构缺陷。会影响到这个层面的紧急情况包括：事故、肌纤维断裂、骨折、阑尾炎、肠梗阻或胃穿孔。心脏病发作或中风也属于这个范畴。它们的共同点是都需要立即采取行动来拯救生命，或者是尽可能地减少结构和细胞层面上的损伤。

这第一个层面是学院派医学的主要工作领域，高度专业化的专家、外科医生、神经科医生、骨科医生与先进的科技仪器确实创造了奇迹。

但也会有一些结构性问题无法通过急救药物得到解决。比如说双腿不等长、失去一条腿或手臂，或中风后的瘫痪。

在这种情况下，肌体会不断尝试恢复它原始的平衡状态，这在许多案例中是不可能的。这个领域属于物理治疗、职能治疗和所有康复措施，这些治疗方法可以使患者过上相对舒适的生活。

这个层面上没有慢性疾病，只有急性问题和创伤导致的后果。

当然很明显的是，所有这些层面都是相互联系、相互影响的。但在细胞结构层面上很少有像我这样的替代医学从业者来进行诊治。

但随着你深入到其他层面之中，你也慢慢接近了我的工作领域。例如，如果手术后疼痛没有消失，白细胞、C反应蛋白（CRP）或体温等炎症值没有下降到正常水平，这时就可能会需要一位替代医学从业者。因为现在的问题是要找到阻碍了治疗、导致了身体的不协调状态并延长了疾病的原因。尤其是在人们迅速采取治疗的时候，会不假思索地开出处方或是注射某种药剂，却完全忽略其副作用。

对我来说，常规医学存在着一个很大的问题，就是真正非常有效的急救药物其实只应该在紧急情况下短暂地使用，但人们只是将这些药物不断地传授给别人，而没有思考过：为什么疼痛没有消失？愈合不良的骨折就是一个很好的例子。

我曾经有个患者，是医院里的理发师。她通常只会见到她的顾客一次。当一位女顾客再次找她来理发的时候，她询问了这位顾客的情况。她发现这位女顾客骨折的腿已经有好几个星期没有正常生长了，医生对此束手无策。于是理发师建议她来找我看看，第二个星期六，这位患者来到我这里。

她以前在下腹部做过手术，下腹部有个巨大的疤痕。自那次手术后她就一直抱怨脚冷，在一次天气骤变的时候，她感到自己的疤痕在疼痛。

作为一位神经疗法的专家，我立刻就明白了：她的疤痕就是干扰场，我在那里进行了注射。同时我建议她用非处方的离子软膏涂抹疤痕，在晚上将涂有纸浆的铝箔（比如烤箱用的那一种）覆盖在上面。

几天后，所谓的骨痂组织就出现了。这意味着新的骨头形成了，骨折愈合了。

当她的主治医生看到这一幕的时候，他很想知道这几天里到底发生了什么。她向他讲述了她来找我的事情，从那以后，她的主治医师把所有骨折愈合不良的患者都介绍到我这里，一直到他退休。

这个例子表明，在替代医学的领域里，肌体找不到平衡状态的原因也可能处于细胞层面上。如果骨折无法愈合，开消炎药和止痛药是毫无意义的。

在我们这个奇妙的人体系统中，一切都可以自我修复，我们作为医生，不应该停止追问疾病的原因。

这不仅仅是一个嘴上说要继续努力的目标，我们一直就是这么做的。在这里我不仅呼吁医生，也呼吁患者来追问疾病的原因。他们对自己的健康也负有责任，不应该完全把责任交给白衣天使们。他们也该扪心自问：还有其他的可能性和措施吗？

可惜的是，当他们提出其他可能的措施的时候，他们常常会感到害怕。人们常常会使用一个致命的句子："如果你一定要知道，我不能做出任何保证。"如果一位专业人士告诉一位身处困境的患者其实他什么都不知道，也无法做出任何保证，患者该怎么做？

来找我的患者显然没有得到学院派医学有关治愈的保证，他们正在寻找替代的疗法。

我并不责怪我的同事：他们在自己的系统里接受训练，高斯正态分布显示有60%的患者都能得到很好的帮助，从而使自己的肌体完成自愈。然而正态分布的两侧各有20%的患者，这

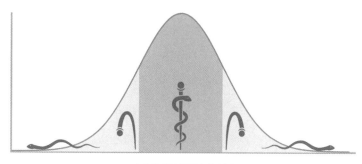

人体自愈机制正态分布图

些机制对他们不起作用。有谁能够帮助他们？

这些人一直在寻求某个可以认真对待他们、帮助他们的人。他们疯狂地打电话，长途跋涉去看病，也经常一掷千金。

也许你可以在一些描述或评论中认识你自己或你的问题。这将给你一个机会去思考你自己，走上一条寻找健康的崭新道路。

我们治疗师必须认真对待患者，不能对他们放手不管。主观上的健康是个非常重大的问题！因此作为一名医生我总是充满好奇，集中精力想要帮助坐在我面前的人。我通常不会使用经过随机双盲试验的常规药物治疗，但一次不寻常的尝试往往可以帮助患者取得进展！

起调节管理作用的生物化学层面

这个层面的重点是生理过程的相互作用。这个层面包括我们身体里的控制机制，我们拥有许多控制机制，来维持我们生命的平衡状态。它们决定各种功能的开展：激素的分布、消化、排泄、心律、供氧、细胞更新或免疫系统的运作等。

在这个层面上，所有与健康和疾病有关的职业都在发挥作用：医生、药剂师、自然疗法医生、骨疗师、瑜伽教师和按摩师等。

他们都想帮助人们，通过采取不同的方法来使失控的人体系统归于平衡。

如果我们感到疼痛或不适，我们就去找不同的治疗师。如果是急性的问题，所谓的抵抗性药物往往能迅速帮到我们。症状消失了，我们就感觉自己恢复了健康。但如果在停用抵抗性药物之后症状还会反复出现，我们就应该问问自己这是为什么。因为会有某些事物正在妨碍治疗。

我举一个例子：一位患者患有胃灼热或胃黏膜炎症。他去看医生，医生给他开了质子泵[1]抑制剂（PPI）。这种

---

1 生物膜上负责泵出氢离子的蛋白质。——译注

药是一种抗胃酸药物，可以阻止质子泵将胃壁细胞中形成的胃酸泵入胃中。结果是症状消失了，因为胃里的强盐酸导致黏膜发炎无法得到很好的治疗，这种药物给了胃黏膜恢复的时间。

这时一切都显得很顺利：患者不再疼痛，感觉自己很健康。但如果他停用了PPI，会怎么样呢？症状会再次出现吗？

这里有两种处理方法：

继续给患者使用PPI。我至少有一个患者在一开始对此表示满意。但这只是在混淆视听，因为这种治疗方式只是在用治疗急性症状的抵抗性药物来治疗症状。事实上我们现在有必要检查是什么刺激了他的胃黏膜，从而导致胃黏膜反复发炎。

此外，胃部的进化过程决定了它会产生胃酸，这对于消化循环的控制机制极为重要，甚至是必要的！我们为什么需要胃酸？我们都是以肉类或奶制品的形式来摄取蛋白质。胃酸分解蛋白质，使蛋白质进入发挥基础作用的小肠，在那里得到进一步的消化。如果胃酸突然消失，蛋白质就会在没有经过任何预消化过程的情况下进入小肠，无法得到正常的处理。亚硝胺和氨水会突然通过肠壁释放到血液里。这两种物质都会影响到作为解毒器官的肝脏，并对我们的神经系统产生不良影响。

这会对负责排毒的肝脏和肾脏产生影响。如果这两个器官长时间超负荷工作，也会给整个肌体带来负面影响，造成干扰。

还不仅仅如此。无论有没有胃酸，一个完好无损的胃环境是必不可少的，这可以保持我们的维生素B_{12}和叶酸水平处在平衡状态。

根据我的经验，所有长期服用PPI的患者至少会患有维生素B_{12}和叶酸缺乏症。这种缺陷会导致更多的问题，例如，睡眠障碍、疲劳、紧张、健忘或心血管疾病。

由于胃酸也可以杀死随着饮食或空气进入消化道的细菌和病原体，因此当PPI抑制胃酸生成的时候，这一屏障也会消失，细菌性肠道感染和肠黏膜感染的概率就会增加，例如，艰难梭菌[1]失调，这也是合乎逻辑的。

这种由单一药物引起的一系列变化也会对我们的免疫系

---

1 艰难梭菌是一种适合在肠道这种相对无氧的环境下生长的厌氧性细菌，它是人类肠道中的正常菌群，抗生素的不规范使用可导致其失调（过度生长繁殖），从而引发腹泻、肠炎等疾病。——译注

统形成长期的干扰，从而产生各种各样的负面后果。因为80%的免疫系统位于肠黏膜上。因此在我们的肠黏膜中保持正常和自然的生理细菌环境是至关重要的。否则慢性疾病很容易蔓延进身体。

那些进行了深入研究的人很快就明白了一种药物的副作用——甚至是一种在任何药店都可以不用处方买到的药物——可以有多么复杂。

在我这个整体医学从业者看来，使用这种药物是不负责任的，它除了药效本身，不会带给患者任何附加价值。但广告会这样承诺：服用这种药物会让你摆脱胃酸反流与胃部不适，再次过上幸福的生活。根据美国食品药品管理局（FDA）的估计，这种药每年的营业额为130亿美元（参考文献第14条）。

只是这真的可以被称为治愈吗？胃黏膜为什么总是会反复发炎的问题还是没得到解决。我和我的患者一起提出这个问题，并在调节管理层面上检查什么是可能的诱因。

胃黏膜发炎——继续说我们这个例子——可能与非常简单的事物有关。比如，办公室里总是提供咖啡。这可能是因为我喜欢咖啡，因为咖啡美味且温暖，而且我不觉得我会一天喝许多杯咖啡。每天我都会喝一升以上咖啡。因为走进咖啡间非常方便，在工作的时候可以放松一下，通常是和同事聊聊天，他们也会在那里喝咖啡、沏茶或做沙拉。

但人们也有可能存在着食物不耐受的情况，因此微生物——也就是肠道菌群——由于一次发炎和酸化失去了平衡，导致胃灼烧或胃酸反流。于是我提出做一次血液检测，以弄明白食物不耐受的状况，并用碱粉来平衡酸化现象。患者可以搭配龙胆茶，它可以减少酸的生成。药泥也可以使受到刺激的胃部得到舒缓，促进人体培养起健康的肠道菌群。

那些已经开始服用PPI的人不可以立即停药。按照专业说法来说就是需要慢慢减量。我在第十章第5小节给出了药物种类和详细的说明。

但我不仅仅关注调节管理层面，尽管它已经是学院派医学效用的终点了，我再强调一遍，我也关注接下来的两个层面。因为所有的层面都与其他层面互相联系。为什么？因为人体是一个非常复杂的系统，有着肉体和灵魂。人会吃饭、感觉、思考、行动——没有一个人和别人一样，每个人都是一个独一无二的个体。

为了立刻取得疗效，我们常常需要在不同的层面上同时采取行动。但原则上我们必须找到主要干扰场所处的层面，并对它加以治疗，这样才能算是一种可持续的治疗。我面对每一个患者都会花上很长的时间来思考，直到我找到打开他的那把钥匙。

心理—情感层面——感受层面

如果一个人无力应对工作中的欺凌现象，或者与一位令他想起自己暴躁的父亲的老板共事，因此胃黏膜发炎，那么原因通常是他无法解决的冲突。某种特定的行为触发了这种冲突，这种冲突常常表现在所谓的胃经上，属于胃经的感受范围（关于这方面的说明见第七章"脾脏—胃类型"）。还有一些表达主观信念的句子也属于这个范围，例如，"没人喜欢我""我觉得自己无能为力""我感觉消化不良"或"我胃里有东西"。

幼儿期的创伤或情感冲突往往在这一心理—情感层面上起着决定性的作用。这些古老的表达主观信念的句子与行为模式，在我们的童年时期就已经深深地烙在了我们的潜意识里。当我们发现自己陷入了一种类似创伤的情境中，这些东西就会唤醒我们熟知的情绪，还有童年时期与之相关的无能感、自我贬低或无力感。

这些影响胃部的事件不仅会出现在日常的工作中，也会出现在人们的私生活中。因为类似父亲或母亲带来的伤害的影响不仅仅会出现在工作中（由于具有同样行为的上司、同事、工作伙伴），也会出现在私生活中（由于配偶、男女朋友等）。

我举一个例子：最近一位年轻女子来到我的诊所，她受到持续腹痛的折磨。一位对自然疗法感兴趣的同事把她介绍到了我这里。学院派医生对她的诊断是：肠易激[1]与胃炎。她已经接受了许多优秀的治疗师对胃部环境的保护治疗，但并没有取得重大突破。她不断经受着剧痛的折磨。在我的层面检测中，我发现主要的原因位于心理—情感层面。

在这种情况下，我认为应当采取迪特里希·克林哈特博士（Dr. Dietrich Klinghardt）提出的所谓的心理运动学。这位学者兼医生现在在美国生活和工作。他非常富有创造力，成

1　肠易激综合征，一种常见的功能性肠病，以腹痛、腹胀、便秘、排便习惯或大便性状改变为主要症状。——编注

功地将许多身体障碍联系起来，并且会对这些问题采取非常有效的方法。2013年，他对综合医学的研究使他在洛杉矶获得终身成就奖。

深入且有效：心理运动学

心理运动学的主要观点是，我们所经历的一切都会储存在我们的潜意识中。如果造成创伤的经历——比如，一个孩子感到被母亲忽视了，或是父亲对母亲和孩子施加暴力，或是父亲在一次争吵中离开了母亲，让孩子感到这是自己的问题——没有显露在表面上，那么它们就会尝试通过身体症状或行为表现来"引起人们对自己的注意"。这往往导致激烈的过度反应。这是一种延迟的防御反应，因为我们过去经受了过度的压力，但无法从情感上采取应对措施——因为我们无能为力，或者是被吓坏了。

事情就是这样，我们的大脑也会对想象中的或已经过去的危险做出反应，就像对实际存在的危险做出反应一样，已经有心理研究证明了这一点。

为了发现那些隐藏在心里的表达主观信念的句子，我以心理运动学的方式向患者提问，并检测他回答问题的时候肌肉的反应是强是弱，他的身体是否会发出"是"或"否"的信号，这一过程甚至会比他的大脑做出思考的时间还要快。"否"的信号表示身体承受着轻微的压力，因此肌肉的反应会比较弱。

这种方法非常好用，因为医生可以立即看清潜意识层面，而不是听患者展开他在生活的过程中为自己准备好的解释。

在身体"是"与"否"信号的帮助之下，我发现了创伤与尚未解决的冲突。我设立了这样的问题："这场冲突是否与物质因素有关？""和其他人有关吗？""和我的身份认同有关吗？""和我的父母有关吗？""和我的母亲有关吗？""和我的父亲有关吗？""这场冲突是什么时候发生的，是在最近五年吗？""是在最近五到十年吗？""它与哪种情感有关，是愤怒，是欢愉，是我对爱的渴望吗？"

于是我就会得到三个坐标点。比如，在一位患者那里，就得到以下三个坐标点：

1. 创伤在她9岁的时候发生。

2. 创伤与母亲有关。

3. 创伤与受到冷落的感觉有关。

"那时你经历了什么？"我直接询问她。她描述了这样的情境："我9岁那年，我的弟弟出生了。他出生后不久，我母亲带着我弟弟回到家里。那天下午家里来了许多客人——叔叔、阿姨、祖父母、邻居。我坐在沙发上，但没有人注意到我。所有人都在围着那个婴儿转。"

这种受到冷落的感觉深深地烙进了她的潜意识里，让她在类似的情境下也会做出反应，比如，和朋友或是同事在一起的时候。她会抽身而退，把头埋进沙子里，等待着人们的关注。如果这样的情况持续下去，她就会觉得自己"一文不值"，于是开始抱怨。

心理运动学可以通过相应的方法将情绪从最初的创伤中分离出来。这一点非常重要。因为只有这样做，人们才可以谈论自己所经历的创伤，而不必不断地经受那种难以忍受的感觉。患者常常对那种感觉非常敏感，会开始颤抖或是哭泣。但在与医生的会面之后，在剥离了这种情绪之后，人们就有可能与人谈论它，却不必经历那种情绪变化。然后他们就可以把带来创伤的情境看作是他们潜意识中一种活跃的持续冲突，在一瞬间就可以从外部看待这件事，而不是立即沉回那种负面情绪，并被那种负面情绪所控制。

当然，古老的冲突并不会因此突然消失，还需要适当的训练来改变或克服打上烙印的行为模式与表达个人信念的消极句子。

最终，从这些人的潜意识里，会跑出一连串无穷无尽的句子，比如："你一文不值。""你一定不会幸福。""你母亲不爱你。""你不可以表露出自己的感受。"

当然，这样的表达主观信念的句子有很多。有一些会在我们的治疗中浮出水面，有时我必须依循掌管各个信念的针灸经络，它会告诉我是什么根深蒂固、古老的信念句子隐藏在人们的潜意识里。每一条经络都需要不同的治疗师做出大量的前期工作，并定义出与之相对应的情感和信念。然而在心理运动学的实验中总是会出现这样的一种情况，也就是身体会对一些句子，无论是肯定的还是否定的，都回答"否"。

如果我以这样的句子进行测试："我可以表露出我的感受"和"我不可以表露出我的感受"，而患者对这两个句子的肌肉反应都较弱，那么这就表明，每当他遇到想要表现或应该表现出诸如喜悦或愤怒等感受的情境的时候，他都会感到矛盾，不知道该怎么表现。

如果给人打下烙印的冲突得不到解决，那么同样的反应模式总是会继续存在。上面所描述的例子，就是"不表露出感受"和"退缩回去"。但由于其他的感受不会就这样消失，它们就会寻找另一种方式来吸引人们对自己的注意。在这种情况下，就会出现腹痛的症状。

在我对这位女患者进行检测的时候，出现了两个表达主观信念的句子，它们迄今为止都使她处于一种矛盾的境地。也就是说："我不能表露出感受，我无法改变我自己"和"我可以表露出我的感受，我可以改变我自己"。

每个人都可以积极主动地克服潜意识中的消极信念。在心理运动学中有这样的方法：轻敲小肠经3号穴位[1]。如果你握紧拳头，这个穴位就在小指根部的外侧。每天三次，用另一只手的一个手指敲打这个部位，同时重复这两个积极的句子："我可以表露出我的感受"和"我可以改变我自己"七次。小肠经3号穴位可以说是潜意识录音带的开关。

这是一种自我冥想与训练的过程。它可以让患者在其中扮演一个积极的角色，把他们的命运掌握在自己的手中。

在最后一次治疗的过程中，我要求这位年轻女士在说完

---

1 手太阳小肠经，人体十二经脉之一，起于小指末节尺侧少泽穴，左右各19个穴位，3号穴为小指根部尺侧后溪穴。——编注

这两个句子后，在心理层面把自己放在当时的情境下，并从可能采取的不同行为中选择一个她认为最让自己感觉舒服的行为。例如，当她的弟弟回到家里的时候，她站起来跺跺脚，或者扑过去拥抱母亲之类的。这一治疗的目的是告诉她，我们每个人都可以采取另一种行为模式。

对患者来说，连续四周每天都要重复这些新句子是很重要的。只有这样，潜意识里的程序才会得到改变。只有这样，心理上消极的自我贬低过程才能够停止。现在很有可能会出现另一种表达个人信念的句子，或者会出现另一场冲突。这种情况并不罕见，因为我们为了生存，已经给自己套上了预防各种伤害的保护罩，它们就像洋葱皮一样包裹着我们的内心。

患者在治疗结束大约四周后给我打来了电话，她对我的治疗表示了感谢。她说，自从她开始这样训练，并坚持每天三次重复积极的信念句子，她的腹痛已经完全消失了。她对此感到欣喜若狂。是的，对一些患者来说这就像是一种觉醒：突然之间，所有医生都无法查明的原因变得清清楚楚。问题不在身体层面，而是在心理—情感层面。

在这个例子中，你可以看出心理—情感层面的干扰场对整个肌体可以产生巨大的影响。如果心理上存在这样的负面程序，就算你去治疗肠道的问题，内心和情感上的裂痕也不会消失。只有当人们发现了这样的心理程序，令它终止并得到改变以后，你才有可能康复。当然，对于那些喝了太多咖啡导致胃黏膜发炎的人来说，这样的考虑就没有必要了。但这还是一个令人高兴的个案。通常，我们在生活中内化的古老行为模式与主观信念在慢性疾病的开展中都起着非常重要的作用。

为了追踪这些扰乱身体平衡的因素，我对我的患者进行心理运动学层面的研究，但也建议他们进行系统化的治疗，比如，进行家庭系统排列[1]，或是在心理治疗师的帮助下专门处理自己面对的冲突，处理自己的"洋葱皮"。

所有这些方法的主要目的都是为了了解自己的感受，为了找出是什么样的主观信念控制了自己，以及它们在自己体

1　家庭系统排列（Family Constellations），简称"家排"，一种心理治疗方法，由德国著名心理治疗师海灵格（Bert Hellinger, 1925—2019）创立。它通过现象学的方法探究问题的根源和解决方法，认为我们每个人都与家族中的另一个成员（尤其那些被遗忘或被排除在外的人，比如非正常死亡或夭折的成员）命运相连，很多人的身心问题都来自这种家族的"牵连"，找出"牵连"的原因往往能找到化解问题的方法，从而治愈某种疾病或解决某种冲突。《谁在我家：海灵格家庭系统排列》是海灵格阐述这一学说的奠基之作。——译注

内引发了什么样的情绪。只有这样才有可能去改变它们。此外，我们会过上什么样的生活取决于我们所采取的视角——我是积极地看待生活，把自己视为创造者，还是消极地看待生活，把自己视为受害者？

无论我们处于什么样的境况，我们都有可能让我们的生活成为一场盛宴或一出悲剧。这并不意味着我们应该对误解与问题视而不见。我们只是在试图以不同的方式面对旧日的冲突，并找到一种解决方法。就像你将在下一章有关表观遗传学的内容中看到的：我们的硬件是可以改变的，一个人的命运是可以改变的。已经有许多研究证明了这一点。至少我们可以自己决定，我们的生活应该是什么样。每个人都可以承担这一责任，而不必把责任交给一个通常只会开药方的医生。

我不是纯粹精神分析的支持者，因为我感觉这样的治疗形式过于强调用理性来分析问题，得出理性的结果。让患者躺在沙发上，在漫长的治疗中终于发现他或她也被母亲所爱，并理解母亲为什么会对弟弟更感兴趣，对患者是没有什么帮助的。

感受与精神

我有许多患者接受过长时间的精神分析，想向我解释他们在其中发现的智慧结晶。与此同时，他们也知道为什么这些分析会有这样的特点，可以有理有据地给出证明。这很好，但遗憾的是他们还是没有接近自己潜意识里的真实感受。

当然，并不是所有的精神分析都没有成效，有时患者和治疗师的关系会制造所谓的情绪转移。在这个过程中，患者可以从情感上感受到与治疗师的冲突，并充分意识到自己的感受。但创伤并没有与情绪剥离开来。而且根据我的经验，情绪转移是非常罕见的情况，需要很多很多次治疗。

简单的肌肉检测可以避开理性思考，而且比任何精神分析都能更快地抵达潜意识，也就是感受。心理—情感层面的治疗只与感受有关，而不是与理智有关。

但在我们的医保系统中，精神分析已经被接受。精神分析方面的治疗，医保获批的频次很高，但对于那些主要处理情绪表达的治疗形式，比如舞蹈治疗、雕塑治疗或绘画治疗，就很难让保险人员相信其中具有深刻的含义。更不用说心理运动学了。

我再说一遍：大多数精神分析治疗针对的都是头脑而不

是感受和感觉。你头脑里的东西只会影响你的一方面，还有许多人体的组成部分没有被考虑到。各种研究都非常强调数据，它们提供了确凿的事实和有力的论据，甚至在真正持批判意见的人看来也是如此。又有谁会费心去查证这些百分比里到底有多少患者真正得到了治愈，或者是谁为哪项研究支付了费用？谁是真正的专家，可以真正理解这些参数，并对其准确性做出评估？这还只是初步的问题。

感受很难在研究中被伪装，而且感受往往是高度个人化的。如果我们的系统为所有人提供相同的治疗，当然会很难取得成效。

尽管理性也很重要，但我最关心的是，要让人们明白我们也是情感动物，这一点是不可忽视的，即使人类的这种能力常常被认为是一种软弱无能的表现。因为即使人类已经开始让科学和技术为我们的命运掌舵，而不是对感受与直觉微笑，它们也依然属于我们人类，就像头脑和理性一样。

我在心理一情感层面做了许多实验，但最良好的体验来自心理运动学。这种方法让我深入到了别人心里。患者可以直接感受到他的愤怒、恐惧或怀疑。而且因为我们很快就能抵达核心，通常两小时的治疗就足以让一些东西显现和愈合了。

精神层面——更高的意识层面

我怎么会相信有一个比心理—情感层面更深入的层面呢？好吧，在有些情况下，上述三个层面的治疗方法无法达成目标。这是非常罕见的。

对我的大多数患者来说，在调节管理层面上对主要的干扰场进行定位和治疗就足够了。我想有65%的患者都是这样。另外30%的患者问题出在心理—情感层面，其余患者的问题出在精神层面。

如果主要原因位于精神层面，患者就会表现出偏执。就像某个人全神贯注于一个念头，无法去想其他任何东西。

我们都知道如果朝这个方向发展下去会出现什么比较无害的结果。例如，如果我们是某个足球队的球迷，在政治上对某个候选人或政党坚信不疑，在与其他人共同生活的时候遵守某种信念，或者我们也会过于忘我地工作。这种无害的激情有可能发展成真正的痴迷。就像嫉妒或无价值感一样，胃痛可以发展成胃灼烧，甚至引发胃溃疡——我继续使用这个例子。

在这样的情况下，人们会做什么？有时候，一次朝圣之旅，到修道院或道场里静修一段时间或学习冥想，有助于消除这种心理上的纠结。这意味着清空你内心的念头。偶尔我也会建议患者去拜访灵媒。这听起来可能很疯狂，但灵媒可能会对一个问题有着完全不同的看法，可以带给人们一种看待事物的新视角。

请不要误会我的意思，我是个实用主义者，但在我的职业中，我会兼具创造性地勇于使用不同的方法治疗我的患者，特别是慢性病患者。我取得了许多次成功。我的患者并不是神秘主义者，他们是非常成功的人，无法经受生病带来的损失：自由职业者、企业家、演员、演说家、公司经理和高管。他们都没有时间可以浪费。他们都想要尽快康复，如果我的治疗方法没有效果，就不会有人来了。只有当这种治疗方法真的帮助了我的患者，我才会继续使用它。你的健康，也就是你的人力资本，是你最重要的一笔资产。

我可以讲述自己在精神层面存在障碍的一个例子：几年前我胃疼得厉害，我知道我很快就要无法治愈自己了。

我意识到我的内心正在经历一段艰难的时期，我认为我的胃痛就源于此。我和继子之间存在一些问题，当然，和我的妻子之间也有问题，这反应在了我的胃上。尽管经过了许多次对话、放松训练，也使用了自然疗法的药物，但疼痛没有消失。我太执着于我的继子不喜欢我，因此在他母亲和我之间找麻烦的这个想法。我们的争吵无休无止。但事实是我仅仅从一个角度解释了那个年轻人所做的一切：他不喜欢我，他想让我生气。

我好像被这个偏执的想法封印了，事情开始恶性循环。

一位与我关系很好的同事告诉我，他自己也有过这样的经历，他在一位灵媒那里得到了帮助。我当然持怀疑态度。但由于这位朋友是个务实的人，也不是什么神秘主义者，我就记下了那个电话号码，并给那位灵媒打了电话。

后来，我带着保留态度去见那个女人。

她谈起了我和我继子的问题。我真的受到了深深的触动。

她告诉我："别管他。他会快乐的。"

有时不需要做太多事情就可以解开一个纠葛的心结。通常，只需要在正确的时间点说出正确的话。在家里，在睡觉前，我躺在床上想象着我的继子对我说了这句话，让我别管他，立刻感到了救赎。

胃痛在空气中消散，一种全新的和谐气氛笼罩了我们的家庭生活。

这位灵媒，这个女人只是感觉到了或是看到了解决的方案，然后把剑交到了我的手中，让我去斩断这个心结。

对我来说，它不需要解释，它有用就行了。

你肯定也很熟悉这种现象。我认为在每个人的生活中，都会有让我们非常失望的人或者让我们对自己感到非常失望的人所造成的伤害。例如父亲或伴侣，无论对方怎么努力，我们从他们身上看到的都是消极的东西。他买了花，我们会说，"你又买了最便宜的玫瑰"，而不是为此感到高兴。或者我们会这么想：也许他有了其他的艳遇，现在必须给我送花作为补偿。

　　双方的胃部都会受到影响：一方做出了努力，却得不到承认，因为他总是会受到责备。当然，他可能确实是犯过什么错误。他想做出补偿，却没有机会，因为他的伴侣现在为自己建立起了屏障——只会往不好的方向想。

　　伴侣在这种情况下也会感觉不舒服，并且出现胃痛。也许是因为这让她想起了以前的创伤，因此她无法摆脱消极的想法，比如："如果我早点知道，就不会出问题""男人都一文不值"。无论自己的伴侣做出什么举动想要恢复和平与和谐，都没有用。

　　这种偏执是一种真正的管理障碍，往往很难得到解决。而且他们可以感受到对方的想法，并因此感到无助。他可以做任何自己想做的事情，但永远会出错。

思想属于能量，能量是可以感受到的

是的，即便思想也是可以被感受到的。它们常常像一个沉重的负担：爱因斯坦让我们知道了质量就是能量。思想就是能量子，我们有时会意识到它们，甚至它们只是一种可能性，只是作为所谓的思想原型而存在。它们只是存在于世界上的某些信息量，只有当它们对我们来说变得意义重大的时候，我们才会对这些信息量具有意识。

如果这些思想聚集在一起，总是绕着同一个主题转来转去，那么思想的能量和注意力就会增加，使得思想的质量和负荷变得越来越大。患者可以很清楚地感受到这种负荷。有许多表达都是在描述这个过程："我胃里有块石头""我被上了枷锁""我被重担压迫着""我无法摆脱这种想法"……

这就是我在医学领域对爱因斯坦公式的解释。在我看来，著名的物理公式$E=mc^2$也适应于这个情况：E是能量，思想的能量；c在物理学中是光速，在我的理解中是思想闪光的强度；m是质量，在我这里是人们感觉到的负担的重量。

这意味着：感觉到的负荷越大，我所消耗或借助的思想能量就越多。一个思想障碍会消耗大量的能量，这些能量本可以用来做其他更有用的事情。

在同一个等式中，这个过程也会有变化。质量会影响到思考的能量吗？是的，当然！我们在海边或者山顶上都能感觉到这一点，我们在那里会感到特别放松和振奋，比如，在森林中的一片空地上，在湖岸边一个有趣的地方，或者站在一棵像我们的朋友一样的树面前。在那里我们的思想会变得更加自由，我们的心里充满了能量。

瑞士的地点能量学者[1]皮尔·汉尼（Pier Hänni）在这一背景下谈到了所谓的地点之灵[2]，并用共振解释了这一现象——"自然力的精细振动"。他在《通往能量地点》（*Wege zu Orten der Kraft*）一书中写道："感知我们的肌体，并使其回归自己的频率。这基本上可以促进能量的流动，但也会使精神和心灵感受到这个地方特殊的能量特性，从而受到激发。"

地点之灵

"地点之灵"这个概念起源于古罗马神话，用来描述保护一个地方的精神存在或神灵，以蛇的形式出现。科学家皮尔·汉尼

---

1 研究能量地点的学者。能量地点指一个在大多数情况下可以使人感到正面的生理影响的地点，与中国风水学有一定的联系。——译注

2 Genius loci，原文为拉丁语。——译注

用人们在这些地点经历的蜕皮一样的过程来解释这一点。因为不仅仅在古代，而且在之后的几个世纪里，我们的祖先都在利用能量地点，定居在那里，举办宗教活动。礼拜堂和教堂要建在古老的祭仪石上、山泉边或山顶的神塔那里，宗教仪式要在特别尊贵的树下举行。这也许可以解释为什么许多人会去像法国的卢尔德[1]这样充满能量的地方进行治疗。

也难怪三个世界性的一神宗教，犹太教、基督教和伊斯兰教都起源于世界上一个充满能量的地方，也就是耶路撒冷，每种宗教都声称源于这个地方。

我很清楚圣殿山的负担和质量必须与一种强大的思想能量相匹配，才可以消除思想上的障碍。

如果要使难题得到解决，让每个人都只能享受这种能量，而不

1　卢尔德（Lourdes），法国西南部城市，天主教著名朝圣地，传说1858年圣母玛利亚在此显现并用泉水治愈疾病，之后，每年都有无数患者来此寻求奇迹。经医学界证实，卢尔德"圣水"确实治愈了不少患者，科学界经过多次调查研究，认为这可能跟"圣水"所含大量负氢离子有关。法国卢尔德泉水与德国诺尔登瑙泉水、墨西哥托拉克特泉水，并称为世界三大"奇迹之水"，其中卢尔德泉水历史最悠久且最负盛名。——编注

占有能量，不嫉妒别人，那么人类又需要释放出多少能量呢？

在我对精神层面的描述中，我试图解释我对慢性疾病起因的看法。我不是物理学家，也不是数学家，也许我的假设在有些人听来是无法接受的。但在我的研究中，如果要寻找还没有相应的科学理论和科学证明的现象的解释，用图像来呈现它们是很好的做法。我们可以一次又一次地调用图像，然后就会对它们的含义有所感知。这些图像会给每个人提供一种对他所经历的现象的恰当解释。

一切都协同运作：我们不是孤岛

所有这四个层面都是互相联结的。但如果我们生病了，我们通常只会接受一两个层面上的治疗。跨学科的治疗方法和治疗师都非常罕见。

我的大多数患者都认识不同的单一层面的医生：如果是膝盖或臀部疼痛，家庭医生会建议你去看只关心结构层面的放射科医生和骨科医生。如果还没有发现问题，患者就会被转移到内科。内科处理的主要是调节管理层面，会开出药方。如果这一切都没有用，患者就会被转给精神科医生。这次处理的又是调节管理层面，因为精神科医生也只会开药，而心理治疗师才会观察到心理—情感层面。

精神层面要么根本不被当成一个可能的原因，要么是由心理治疗师进行无意识的治疗。

当患者第一次来问诊的时候，我会问他："你为什么来找我这个整体医学医生？"然后有时我会得到这样的回答："你以自然疗法治疗。你肯定已经掌握一些草药或顺势疗法来治疗我的疾病了，这样我就可以过上和以前一样的生活了。"

这不是我的出发点！我真的非常想找到问题的核心，找到造成干扰的原因。例如，如果主要的干扰出在情感层面，那么必须先治疗这个层面。同时我也治疗其他层面的问题。我会组织排毒或脱氧课程，试图使微生物变得正常，从基础层面来增强肌体的功能。

所有层面都是相互关联的。但如果你没有找到并治疗主要的干扰场，就无法迎来持久的治愈。

有关这一点，我想给你看一看下面这张图片：想象一桶水。它上面有许多注水管，水经过注水管流进桶里。但底部只有一个排水管。

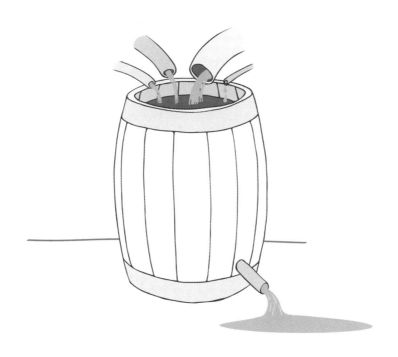

　　如果我们处在很好的平衡状态下，流入和流出的水就会保持平衡。我们知道，某些时候河床会保持平均的水位。如果雨水注入了更多的水——或者在我们这个例子里是注水管增多了——或者是排放受到了阻碍，那么会发生什么？人人都可以想象出后果：河流漫上了河岸——或者水从桶里溢了出来！

　　这个桶相当于人类的肌体。它是一个开放的系统，上面插着许多水管。注水管的数量和每个水管的吞吐量是可以改变的。如果你突然感染了，又在前一天晚上喝了太多的酒，你的荷尔蒙平衡就会改变……

这样的问题会使水桶满溢。有时流量只是在短时间内过大，就像短时间的强降雨一样，那么水位很快就会自我调节到平衡的状态。

但如果迎来了持续的阴雨，水不断地漫过边缘，就会打破平衡。作为一个整体医学医生，我的工作就是要找出是哪根管子注入了过多的水，或者是不是排水管堵塞了。对我来说，这意味着找出主要的干扰场位于哪一个层面。

通过改变饮食或维护微生物可以减少水的流量，也可以降低水位，有时候你会感觉很好。但这只是暂时的。

因为比如排水管被消极的思想障碍或未经处理的冲突堵塞了，水依然会溢出，而且会反复溢出。

即使听起来很奇怪，有时往往是一句话就足以解决情感上或精神上的障碍，也就是排水管的阻滞。如果一个受到了患者谴责的人坦然而真诚地对患者说："我没想要伤害你！"一个心结就会打开，就像水管工清理了排水管一样。这样输入和输出之间又会恢复平衡的状态。

预警系统：综合征

如果有水不断地溢出，许多人身上就会出现这样一种情况：他们感觉不适，却找不到任何具体的原因。所有的血液检测和技术检查都在正常范围内。

在这个阶段，肌体通过各种努力，一次又一次地试图使自己走向平衡。这需要在各个层面投入大量的精力——调节管理层面、心理和精神层面。其后果通常被称为"综合征"。

如果医生谈论起一种综合征，他们就是在描述一种还没有恰当诊断的状态。如今这种情况在我们的社会中日益常见，比如说：疲劳综合征、衰竭综合征、多种化学物质敏感综合征、植物性综合征、注意力缺陷综合征等。

我们的肌体通过它们向我们发出信号：注意，这里出了问题！我们应该认真对待这些信息，它们是一个预警系统。

持久的"洪水"会带来什么？如果我们运气好，坏天气没有持续太久的话，大自然或身体就可以恢复，重新找到旧日的生机和力量。

但如果"洪水"持续很长时间，它可能会造成不可逆的损伤，达到所谓的"不可逆转点"。这时会产生结构的变化，甚至调节控制系统也会被摧毁。

因此，我们有必要认真对待屡屡发生的刻意干扰，并查明其原因。你应该以这样的态度应对慢性疾病：预防总是比治疗好！这是我的座右铭！在任何情况下，你都应该避免跨越"不可逆转点"，因为往往只有治疗一种特定症状才可以真正地延长一段生命。

当你阅读这几行文字的时候，你也检查一下你自己。问问你自己：哪种诊断符合我的情况？这是一种综合征，还是一种反复出现的炎症，或者反复出现的疼痛？

如果你已经了解了自己的病史，那么现在是时候把这本书拿到手里，开始寻找原因了。不要满足于治疗某种症状。按照这样的原则行事：**知行合一，你就会健康**。

如果你已经意识到什么，你就应该采取相应的行动。因为这是使你的身体内核得到真正康复的唯一方法。

第三章　我的要求
——强化内核，意识与行动统一起来

"请给我开一种治疗高血压的毒毛旋花苷[1]"，患者们带着这样的具体愿望来找我。我已经靠这种药工作了三十年，取得了很好的成效，因此在网上被标注为一名可以开出毒毛旋花苷处方的医生。但就像任何药物一样，毒毛旋花苷只能通过调节新陈代谢来维持身体的平衡。

1　毒毛旋花苷（Strophanthin），一种强心剂，提取自毒毛旋花的种子。毒毛旋花又叫箭毒羊角拗（学名：Strophanthus hispidus），是一种剧毒植物，分布在非洲以及中国大陆的云南、广东、广西等地，全株有毒，尤以种子毒性最强。——编注

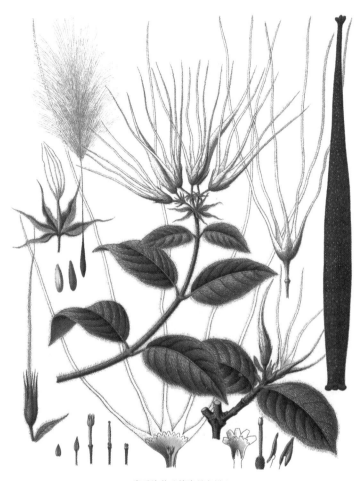

毒毛旋花（箭毒羊角拗）

　　从非洲藤蔓植物种子里提取的毒毛旋花苷在当地可以制作箭毒，杀死鸟类或其他小型猎物。在治疗的过程中以自然的方式起效，例如，使心脏活动正常化，提高心输出量和调节高血压。在心脏由于其他原因受损或是负担过重的时候，这种药物可以给予心脏支持。开出毒毛旋花苷的处方并不是从根源上治疗！

也有一些例外：心脏衰老。随着年龄的增长，肌体的效率会降低：有些产出更多，有些更少。比起20世纪，人类的预期寿命增加了30年，人们对待年龄有了新的态度。许多人希望充满活力地度过新赢得的岁月。他们想在退休后去旅行，去继续学习，去发展一个新的爱好或是继续工作到自己想要退休的时候。那个时候，他们仍健康而有力。

但是时光不能倒流。在生命的这个阶段，我们的感受在很大程度上取决于以前生活中的变化。对于我的老年患者，我经常会使用毒毛旋花苷来支撑他们的心肌。

如果有人使用毒毛旋花苷只是作为化学药物的替代品，并且不愿意反思自己的生活方式，或想办法弄明白他的高血压或心律失常是否有还其他原因，我认为这是错误的做法。因为任何方法都只有在充足的背景条件下应用才是好的。

心脏问题往往是由于我们的西方饮食习惯、长期的压力和缺乏锻炼造成的。大多数心脏病患者的钠钾比都会远远偏离正常数值，酸形成剂也会过量，特别是在细胞组织里。过多的酸会引起细胞应激，使血管失去弹性。

在暗场显微镜下，这就是所谓的硬币卷结构。这意味着血细胞粘在一起，不再能自由游动，也不再能通过有弹性的、最细小的血管——毛细血管——为细胞提供氧气。只有在增加压力的情况下，身体才可以进行这样的操作。这导致了血压的升高，其诊断为"原发性高血压"。也就是说：原因不明。

这些只是我们的行为会导致的一些后果，而我们可以改变和纠正这些行为。这不仅仅是用一种药替换另一种药。我们还必须改变致病原因。营养摄入在这里起着非常重要的作用。所有使身体呈酸性的食物，例如动物蛋白、比萨饼、面包、面条、大多数即食食品和糖这样的精制碳水化合物（包括所有加了精制糖的饮料和酒），在西方国家，人们每天都要食用它们。

在消化的过程中，它们被还原成硫酸盐、磷酸盐和氯化物，会形成强无机酸。与此同时，基础营养物的摄入，例如从等价的蔬菜饮食中提取的柠檬酸盐（人体将其转化为碳酸氢盐）会显著减少。这极大程度地改变了钾钠平衡。与原始人相比，我们饮食中的钾钠比已经改变了一两百倍。

亚诺玛米印第安人生活在亚马逊地区，以富含钾和盐的食物为生。他们既没有高血压，也没有肾功能衰竭，而西方社会中的大多数人都正在与血压升高、胰岛素抵抗[1]、骨质疏松和老年肾输出下降作斗争——因为氯化钠（盐的主要成分）的过量摄入和钾、镁、钙的流失。但这还不需要使用毒毛旋花苷，我们可以自己做点什么，来支持我们在调节管理系统中经常失衡的钠钾比。

请对自己再负点责任！

人们肯定会知道，我的很多患者都觉得我只是给他们开了一种药，就是这样。当然，不是那种以化学为基础的学院派医药，而是以自然为基础的药材。但是正如我所说，我不认为这就是我的任务。我的工作需要，应该与对患者的责任感协同推进！

1　胰岛素抵抗是指一定量的胰岛素不能发挥相应的生物学作用——促进葡萄糖的利用，降低血糖。长期摄入精制碳水化合物导致血糖升高，是人体产生胰岛素抵抗的重要原因。胰岛素抵抗使胰岛素的降糖能力变差，血糖又会进一步升高，这是导致糖尿病的一个非常重要的因素。现代医学通过不断注射胰岛素、降低血糖来治疗糖尿病，反而会使胰岛素抵抗变得越来越强，人体需要的胰岛素也越来越多，这其实是一种只针对症状（降血糖）、不针对原因（胰岛素抵抗）的治标不治本的治疗方法。——编注

为了获得真正的健康，慢性病患者通常需要改变生活中的一些东西。

这需要从思维习惯开始，从饮食习惯，到动作模式或行为模式。

每个患者都带着不同的想法和动机来找我。当然，行为改变不能在第一次就诊后就立即开展。我们还不知道问题的原因，也不知道问题的根源有多深。如果还是有办法阻止"水桶的输水管"，如果还没有超过所谓的"不可逆转点"，肌体就可以自行恢复平衡，其调节机制依然完好无损。人们在服用许多药物的时候往往就不是这么简单了，因为常规药物主要调整的就是抑制了调节机制的物质（比如可的松[1]）。

穿透问题的疑云是需要时间的。因此我建议要为一位新患者的首诊预留一小时。这个过程在正常的医保诊所里是不可能做到的。毕竟那整个系统只是在面向快速的"症状治

---

1 可的松（cortisone），一种肾上腺皮质激素类药，可用于肾上腺皮质功能减退症及垂体功能减退症的替代治疗，亦可用于过敏性和炎性疾病（如皮肤病、关节炎等）。可的松本身无活性，需要先在肝脏组织中转化为具活性的氢化可的松才能发挥效用。——编注

疗"，医生也正是因此而得到报酬。

在问诊、检查和最初的检测中，患者会了解到我，我也会了解到他，因此就有了治疗的第一个里程碑。

我们一起来问问自己：作为一名医生，我现在要做什么？患者在家里可能会做什么？

这个过程也可以被描述为经验医学，因为患者知道在治疗过程中自己会有什么变化。

如前所述，在某些情况下，用注射器和局部麻醉剂就足以解决诊断出的干扰场。因此有必要在调节管理层面进行治疗。一般来讲，在患者和医生之间建立一种信任的关系总是很重要：你知道，这是一种改变的过程。**通常只有在承受着相应的痛苦压力的时候，或者在你信任医生并且相信他所做的事情是正确的时候，人们才会做出改变。**

在我工作的日常中，我会就治疗时限及治疗方案和患者进行谈判，最后解释清楚一些问题。例如，在过去四周里发生了什么变化？只有当患者能够真正看到治疗进展的时候，疼痛才会减轻，排便才会顺畅，他可以再睡上一个好觉，或者类似的事情……只有这样，他对自己的信心和对医生的信心才会增强。

会有多大的改变呢?

一个人能在多大程度上改变自己的生活，取决于他对自己的责任心：一位公司总裁如果明白是什么引发了他的胃灼热，并且改用草药茶或姜茶，那么他肯定可以减少咖啡的摄入量。但如果是要他完全不喝酒，或是不在深夜与客户共进晚餐呢？这样的改变对他来说在一开始应该是根本不可能的。这种改变必须适合他，因为我并不是一个绝对或教条的人。毕竟我们都有不得已而为之的事情。

事实上，在我看来，如果我的患者可以了解到整体的关联，并认识到是什么导致了他的问题，他就已经取得了很大的进展。如果他一步一步地改变自己的行为，他就会走向自己的核心地带。对我来说，如果我能让我的患者对此具有更多的意识，这就是在进步。

意识的变化是缓慢的。

这是一个过程。

从根本上考虑到健康的复杂性是很重要的。如果你认识到了这一点，你在未来就会采取不同的行动，也会做出不同的反思。因为你已经很清楚是怎么回事了，你的"思想影院"也会对你的心理和平衡感有很大的影响。这是一个很好的开始，也就是问问自己：我现在是怎么了？

思想影院——一种自我检测

把你一天当中的所有想法都写下来，然后尝试给它们分类：表达信念的句子、家庭成员引发的烦恼、工作中的烦恼、尚未解决的事情、忧虑、快乐、愿望。然后扪心自问：哪些是积极的，哪些是消极的，以及在那一天真正影响到我的是什么？还有，思想的总和是积极的还是消极的？如果是消极的话，权衡一下消极想法的重要性，这是精神压力的明显表现。

我该如何减轻精神压力？反复让自己意识到自己在想什么，让自己走上正轨，看看什么东西可能会让你偏离，从而消灭这一种严重的精神杀手。

一些放松技巧通常会有所帮助，比如，按照雅各布森[1]

---

[1] 埃德蒙·雅各布森（Edmund Jacobson，1888—1983），美国医生和生理学家，发明了著名的"渐进式肌肉放松法"。——译注

的方法进行渐进式的放松训练。这对每个人来说都很容易学习，甚至压力最大的管理者在高要求的日常工作中也很容易学习（具体描述见本书第211页）。与心理咨询师的交谈也可以让你更为专注。

作为治疗艺术家的医生

是什么让我不同于其他医生和治疗师？我认为我的职业很特别。通过我的职业，我可以实现真正的改变。我可以凭借我的知识、经验和创造力，像一个侦探那样了解人体先天具有的管理系统，并试图找出造成干扰的原因。同时凭借着这样的意识，我也许也可以改变患者的意识，真正帮助他们回到持久的平衡状态。

有时我觉得自己是个不错的厨师或者建筑师。这两种职业往往有不同的解读方式。一方面，他们的工作需要遵循既定的菜谱和已有的建筑图纸；另一方面，其他人会觉得他们的工作领域十分具有创造性。他们会发明新的菜肴，发现不寻常的香料和香草。在青翠的草地前面，他们能够以各种可能的技巧和风格巧妙地创造出整个建筑群，并与周围的景观相适应，或者具有不朽的魅力。

这对我来说意味着艺术和创造力。在我的职业中也有类似的情况。我们有机会从许多已有的治疗方案中进行选择和组合。凭借敏感度、好奇心和创造力，我们可以帮助患者改变自己的思想和行为，并治愈他们。因为人与人之间有很大的不同，所以在我看来，所有能够恢复到可持续平衡状态的病痛都是一件独一无二的艺术品。

我开始学医是为了帮助别人。我遇到了很多同事，他们很快就靠着手头的资源开发出了很不错的治疗方法。我认为他们都是真正的治疗艺术家。

我以他们为榜样，改变了自己的职业目标。所以今天，作为一个治疗艺术家，我也希望能够给你治愈自己的动力。因此，我会在有关"重要的慢性疾病"和"我们能做些什么"的第五章里给你四个层面上的建议，附上非常具体的案例，以及每个人都能够自己实践的简单方法与练习。当然，首先要治疗主要的干扰场，同时也要治疗可能存在于其他层面的阻滞。

你越是深入地探索和彻底地清理这些阻滞，你就越能够进入到你的内核，进入到你的平衡状态。我的梦想是为你打开这扇门，让你可以做到这一点。

但一个人如何从医生变成"治疗艺术家"？这不是一项

随随便便就可以掌握的技能，不是。你可以努力提高你的直觉水平。要成为一名治疗艺术家，我认为以下五点很重要。

1. 勤奋：不断地学习，大量阅读。

2. 好奇：对新方法和每个患者都怀有好奇心。

3. 尊重自然：在我看来，认识自然界的奇迹，却不相信我们应当屈从于自然，是解决问题的核心。

4. 创造力：也就是说，不仅仅是按照专业领域的规则工作，而是要在自己的工作中吸取中医学、物理学、哲学、应用心理学等多方面的治疗方法，并与西医知识形成联系。例如，在偏头痛、胆囊或角膜之间建立连接，而不是像神经科医生那样开止痛药。做到这一点需要很多很多的知识，以及……

5. 勇气：勇气不仅仅是指按照指令使用药物，而且也可以不顾指令。因为指令只不过是一种限制，而不是教条。

我举一个例子：一位75岁的患者因为肝炎已经做了两次肝移植。几年来他一直在服用免疫抑制剂。因为第一次移植的肝脏在一年内再次受到了排异。这是一个完全正常的反应，我们的身体会把新移植的器官错误地当作异物进行排斥。因此我们使用的主流药物是免疫抑制剂。这种抑制剂可以使免疫系统关闭，以防止这种反应。最后如果免疫抑制剂起作用的话，我们的免疫系统就不再阻止非自身物质（在这个例子里是移植的肝脏）的入侵。

免疫系统受到压制以后，我们的身体就非常容易受到细菌和病毒的感染。我的患者就是这样得了肺炎。

他连续八周都在服用其他医生开的抗生素，没有作用。他最终被从自己看病的大学诊所转移到了一家肺病中心。在那里他也变得越来越虚弱。他打电话给我是因为他的妻子以前接受过我的治疗，因此认识了我，然后他说："我不想再这样了，也许你知道其他方法。"他自行离开了医院，来到我的诊所。

通过一次运动生理学检测，我发现他的肌体需要每天补充5克维生素C。一位学院派的医生可能会认为这个想法毫无意义，应该立即禁止，因为高剂量的维生素C会在极大程度上激活免疫系统，因此肝排异的风险可能会再次变得严重。

但由于第二次肝移植已经过去了十年，我发现它在此期间已经很好地使自己适应了肌体，所以我相信这种治疗方法。我提醒我的患者在服用免疫抑制剂的情况下刺激免疫系统是被禁止的，而且有肝排异的风险。

"但是如果我会在两周内死于肺炎，这对我又有什么害处呢？"患者说。所以我们冒了个险，三周后，我的患者又恢复了健康。

到了80岁生日那天，他邀请我来参加生日会，他也邀请了在肝移植后为他治疗的诊所教授。他把我介绍给那位已经退休的教授，教授非常诚实地说："我们从来不敢这样做。但能够治愈患者的方法就是正确的方法。"

如果这种方法是没有作用的，那么事情会怎么样？

当然，我在一开始的时候更害怕的是我的声誉受到损害，或者更糟糕的是不再得到认可。在过去的三十年里我经历过一些这样的事情：我在巴特格里斯巴赫诊所工作的时候接诊了一位女患者，我用神经疗法在一瞬间内治好了她的偏瘫，主管诊所的女医生向医师公会举报了我。理由是"抢夺患者"，因为患者本来要去慕尼黑接受进一步的治疗。

审判拖了很久，我有幸找到了一位有经验的律师。我受到了巨额罚款的威胁，禁止我再和这位患者见面，这个案子十个月以后在医师公会里得到了解决。作为一名年轻的医生，我几乎对医学失去了信心：那位女医生不但没有为她的患者感到高兴，更不用提自己也去学习神经疗法了，反而担心自己可能失去了200马克的治疗费。还是说这是一种失去认可的表现？

在我看来，应该把患者放在中心，我们应该不断地尝试帮助他们！有时我也会在我不清楚的情况下提出建议，患者会在这之后告诉我，某个治疗师也可以用某种疗法帮助到他。我很乐意接受这件事，而且会尽量把这种方法吸收到我的治疗过程中，以应对类似的病例。

就算是在今天，我也会一次又一次地收到律师或患者亲属的来信，他们不同意某些治疗方法。在一位年轻女士的案例里就是这样。

在一次常规检查中，家庭医生发现这位38岁的女性长了一个淋巴瘤，同时发现她怀孕了。生个孩子是她最大的愿望。但为了对抗癌症，她的医生建议她接受化疗并堕胎：化疗期间胎儿会受到身体的自觉排斥，因为细胞抑制剂会抑制细胞生长，从而消除癌细胞这种快速生长的组织。

然而一位准妈妈的天性促使她选择孩子。当她告诉医生这个想法的时候，医生警告她："如果不进行化疗，你很快就会死。到时候我就没有办法保证你的生命安全了。你这是在拿你的生命开玩笑。"她的家人也不理解她的愿望，同样表示反对。所以，她先是托一位女性朋友来找我。

然后她自己来了。我称赞她的勇气，并用输液和微生物疗法调节她的免疫系统，直到孩子出生。在母乳喂养五个月后，她开始接受化疗。那已经是三十多年前的事了。但是做出这样的决定需要勇气，尤其是在其他家庭成员都坚决反对你的时候。

为了得到法律上的许可，我基本上会要求患者签署一份文件，明确表示他们想要接受这种治疗。然而这对每个人来说都是一个相当大的心理负担：在这种情况下，父母会担心自己的女儿很快就会死去。而患者必须自己权衡利弊，决定是生孩子，还是选择一种可能挽救自己生命，却会毁掉自己孩子的治疗方法。作为一名年轻医生，你就会陷入僵局，既想要坚持学院派医学的指令，又想要帮助这个女人实现她生命中最大的愿望。

谢天谢地，尽管我们收到了许多法律信件，接到了亲属打来的许多恼人的电话，我们还是一起保持了我们的坚定态度。也许就是因为我们确信我们一定能够做到！我们应该是对的：我知道这个女人现在还活着。但她已经不在慕尼黑了，所以我和她也没有联系了。

经过32年相当非正统的从医实践后，基本上可以说我选择治疗艺术作为职业是非常正确的，因为我可以以这种方式帮助学院派医学不再能进行治疗的人们。无论是在紧急情况下——例如急性背痛——还是在慢性疾病中，问题都是要使患者恢复平衡状态，是要遏制汹涌的注水，以恢复水桶的功能。

根据我的发现，有40%的患者都符合这一情况。经典的主流医学不能真正地帮助到他们。他们需要跨领域的思考方式和一种不同的解决方案。

如今，我常常可以一眼看出许多患者的问题。诊断工作与注视、感觉和观察有着很大关系，如果你从事这样的工作，你就一定会受到直觉方面的训练。而直觉不就是知识加上经验吗？

一个刚刚毕业的年轻医生拥有许多娴熟的知识，却没有经验。正如我们在学校里学到的，每个数字乘以0都等于0。只有专注地观察患者，经验和直觉才会增长。

也许我不了解大学诊所里的医生们每天都会阅读的最新研究报告，但我有丰富的经验和强大的直觉。例如，我非常关注身体的姿势，或者患者向我问好的时候手的感觉。通常我能在第一次握手的时候看出患者是不是喝水太少。因为这样的患者手会很干，而且上面会有疙瘩。这可能已经能够说明他背痛的原因了——或者是他感到恐惧，性格羞涩。所有这些身体的信号都会给我线索，告诉我身体有可能在哪里受到了黑客的攻击，治疗哪里可能会让我的患者康复。

相信你自己

我谈论过恐惧：在我看来，恐惧是使人感到不适或生病的主要原因，还有不确定性。这些情绪使我们受到了阻碍。愤怒也一样，它会阻碍信任。愤怒来自肝脏，它告诉我，我的患者在年轻的时候没得到应有的赏识，或是感觉压抑。如果一个人压抑自己，他就会变得忧郁，退缩到自己的内心里。

创造力是忧郁的对立面，它建立在自信的基础上。一切都源于自信。

对生活和对自己的信心就像一个巨大的、强有力的铁锚。没有什么比拥有信心更能支撑我们了。

我试图引导那些来找我的人去感受和认识他们真正的个性。只有这样他们才可以进入平衡状态，不再害怕犯错，而是知道要相信自己。如果你按照我一再重复的座右铭——**知行合一，你就会健康**——来生活，也就是认清你自己，并采取相应的行动，你会感到你自己纯净而健康。

如果你这样做，你就可以感受到自己体内的创造力，并从中汲取大量的能量。

当然这是一个循序渐进的过程，有时需要几年的时间。但这些努力不会是徒劳的，其中最重要的是认识到健康是由什么组成的。我们是一个可以划分为四个层面的体系。这意味着你的思想和你的饮食一样重要，你是否坚持运动、睡眠充足、放松自己、重视自己、与你身边的人关系融洽，以及你是否在生活中感到快乐，都是很重要的。我认为：

我们应该给日子赋予生命，而不是给生命延长时日。

在生活中发现乐趣！

几年前，一位84岁的老人来到我的诊所。他是个满怀热情的航海爱好者，在暑期度假的大部分时间都与家人一起去航海。他热爱这项运动，从中得到了很多乐趣。因为心脏疾病，他的家庭医生和心脏病专家强烈建议他——他的心脏放置了四个支架，一直在服用常规量的药物——不要再继续航海了。"现在航海对你来说已经是过去的事了。"医生们说。

他非常震惊，生活的乐趣被摧毁了。他经常感到沮丧，尽管他的身体和精神都还不错。

他来找我讨论毒毛旋花苷的药品。我们谈论了他的情况，我给他开了一些毒毛旋花苷药品，还有一些其他的必需药品。但我认为对他来说最重要的一点是——我也是这么建议他的——夏天和家人再组织一次航海旅行。

当然，他的妻子和女儿因为听了专家的说法，一开始很担心，她们问我这对他来说是否太危险了：家庭医生和心脏病专家确实禁止了这种行为。

我试着对她们阐明我的理论。我向她们解释说，只有当人们感到了快乐，并且在生活中看到了自己的使命的时候，生活才有意义。你会因此汲取到用于处理其他问题的能量。此外我还对她们说：到底还能发生什么？即使是他在这次旅行中去世了，那么他也是在84岁的高龄死于一项他一生中——包括在他的家庭中——最喜欢的活动。

家人们同意了。他们航行穿过波罗的海，患者又开始享受生活了。从那以后，他需要的药物减少了，而且直到今天依然精力充沛。每过三个星期他都会到我的诊所里，让我为他输液，以便我们继续监测他的健康状况，并用必要的药物来给他支持。

因为我的信条是——除了思考和行动应当统一——如果我活着，我的生活就应该是幸福和充实的！我的工作为此做出了贡献。只有当患者也参与到治疗的过程中，并且没有把他生命的责任交给我或其他的治疗医生的时候，他们才会体会到这种幸福和充实。

当然，近几十年来，学院派医学通过其代表性的白衣天使的态度培养了人们的服从性。他们要求患者绝对尊重医生，因为医生承担着治疗责任，而不是要求患者对自己负责。他们的座右铭是：如果你不遵从医嘱用药，你就要对自己的健康负责了。但我们更应该说的是：如果你没有好转或是情况有所恶化，那么问题也可能出在你自己身上。

但每一种药物都有副作用，这一点被人们悄无声息地掩盖了。此外，人们还会开药来减轻副作用，例如，服用止痛药双氯芬酸时，同时服用"胃保护剂"PPI。

我们可以自己决定：我们是想要继续把责任交给医生，还是自己来承担责任。这是两种不同的生活态度。

在网络和搜索引擎发达的时代，我们很容易就能通过科普书籍和杂志来给自己补充知识。我们不再无知，医生也不再是唯一的专家。我们可以看到事情背后的真相，并进行追问。当然，医生经过了长时间的、高度复杂的医学专业学习和从业实践，积累了非常渊博的知识。医生也想要帮助我们。但你应该了解我们医药行业的一些背景知识。

我们常常会忘记，在进化的过程中，大自然赋予了我们的肌体完备的功能。我们维持生命的动力非常强大，因此我们的身体会尽其所能来维持我们的生命：我们有自己的调节系统，可以对不可预见的情况立刻做出反应，使我们恢复到平衡状态。每个人都能在自己的身体上感觉到这一点：如果我们感到不适，身体就会直接把我们推到床上休息。如果我们感到腹痛，我们好像就不再饥饿了。我们的身体可以根据情况调整自己的行为。

由于20世纪的技术进步，我们这些医生和科学家开始相信我们对自然界中的自然进程已经十分了解，已经可以用我们的力量来掌控这些进程。毫无疑问，我们已经取得了很大的成就：如今多数人口的寿命比以前延长了30年，传染疾病大大减少，疫苗发展迅速，还有更多类似的事情。

但是，正因为这种力量感和无所不知的感觉，我们给患者造成了恐惧，以至于他们成为无意志的工具，只能接受我们的帮助。

我们知道，与恐惧有关的生意是非常有利可图的。新闻业靠什么生存？就靠对恐怖分子的恐惧，对危机与战争的恐惧。保险行业的情况也很相似，它依靠人们对火灾、事故和水患的恐惧生存。整个制药行业，整个和健康与疾病有关的行业，就是这样依靠着人们对英年早逝、不够漂亮之类的恐惧生存的。

我不想阻止你看新闻，买保险，或是去美容院。我只想让你保持敏锐，不要被恐惧所控制。

医生对他们推荐的治疗方法深信不疑，有时是因为他们没有其他的治疗方法，因为在我们的医疗系统里，同行受到的训练实际上只和经济因素有关。大学里几乎所有的研究都依靠所谓的第三方资金。这是一种直接融资，例如，由一个企业赞助的研究。但是公司在调查的时候只会把钱花在对他们有用的想法上，希望这个想法日后也能为他们创造利润。

那些无法为企业创造收益的治疗不是所谓的摇钱树，也不能真正吸引他们的兴趣。因此医生根本不会接受这些领域的培训，除了制药公司的利润，他们往往一无所知。

但这种治疗对患者无效的概率有多大？也就是说，有一些人总是觉得自己在生病，而医生实际上却没有发现"正确的方法"。对这些人来说，是时候采取点别的行动了：找到一种真正的替代疗法。

请对你自己的健康负责，主动去了解情况，去找那些把你看作一个整体的治疗师。我相信，你会很幸运地在适当的时间遇到适当的医生或治疗师。但要让自己保持敏锐，要相信自己的直觉。

第四章　改变健康状况的机会

表观遗传学是生物学的一个特殊领域。它研究不属于DNA链的子细胞遗传的细胞特性。这可能会导致染色体的改变，从而影响部分或所有染色体的活动。

你可以这样设想它：基因是电脑，是硬件。表观遗传学是对保持计算机运行的软件的研究。

一台真正的电脑也要为基因不断地开发新的软件、应用程序并进行更新。它们要改善自己的性能和我们的使用体验。

任何一个从事电子行业的人都知道，新的软件或新的操作系统必须先下载到电脑上，这时人们常常会产生这样的想法："我为什么要这么做？我的系统运行得很好，而且足球界也有这样的说法——永远不要换掉获胜的球队！"

然后IT专家会说服人们，为了清除病毒或者使电脑的操作更简单，更新是很有必要的，因为这样会更快、更易于管理。我们的肌体也是如此，比如：

生活方式的改变（饮食、运动、地点的改变、压力及其他）可以诱发某种表观遗传学上的模式，这种模式可以传递给下一代。酶会对DNA的某些部分进行标记，从而影响它们的活性，有时甚至会影响到它们的寿命。

因为这些变化不会影响到DNA链的核苷酸序列——我们的计算机硬件——而是附在它们上面，在软件里起作用，所以人们将这些变化称为表观遗传学。因为Epigenetik（表观遗传学）的希腊语前缀"epi"在德语中是"über"[1]的意思，表示这种变化发生在DNA链的上方。

因此，我们对我们的基因密码并不是完全无能为力的。不，这里隐藏着一个很好的机会！

基因会受到表观遗传的调控，表观遗传的开关取决

---

1 德语介词，意为在……之上。——译注

于环境的影响，比如人们的饮食、经验或感受。

这意味着我们可以积极地为我们的健康做出贡献！虽然生命的最初几年被认为是特别重要的，但我们在一生中的任何时候都可以对我们基因的相互作用施加影响，从而改变它们在整个生命中的可能性。尽管这些发现主要是在动物研究中得到了证实，因为对人类的研究更为困难，尤其是因为人类的生育期很长，需要九个月才会有一个孩子出生。然而研究表明，这些影响动物的因素中有很多也可能适用于人类。

基础条件——在出生前就已经注定

甚至在出生之前，表观遗传过程就控制着下丘脑、垂体与大脑营养中心的下缘。它们奠定了一个孩子的基本心理状态，也就是他的气质，他日后人格的核心。就像不断迭代的软件一样，创伤经历及其心理后果也会代代相传。因此科学家们假设，创伤以及与之相关的诸如战争、心理或身体虐待、暴力经历引起的创伤后应激反应，也会引起后代的心理问题。

这背后的假设是，一个人的所作所为所组成的生活领域可以影响他的基因，例如，通过一次创伤经历增加或减少基因的活动，从而影响到行为、思维和感觉。如果母亲在怀孕期间经历过一次或多次创伤性的事件，比如，被殴打或是目睹残酷的战争场面，这可能就会影响到孩子（胎儿的编程）。孩子长大以后往往会患高血压、糖尿病和心血管疾病，还会有自尊问题、焦虑或具有攻击性的问题。

造成这种变化的原因是母亲所承受的巨大压力。压力荷尔蒙皮质醇会根据压力的增加而增加，进入她的身体，传递给孩子。此外，为了保护自己的孩子不受到伤害，她也许会给孩子过度的保护，从而通过教育将她的恐惧传递给孩子。在心理运动学中，我经常发现母亲的行为模式或角色意识会转移到女儿身上。这种现象在整个家族里都很明显。已经有许多公开发表的研究提到过战争创伤向后代传递的问题。

环境影响是会遗传的

用小鼠做的实验已经表明，负面的经历可以世代遗传。比如预示危险的气味。研究者成功地证明，即使是孙子孙女也会对影响到其祖父母的气味产生反应。以表观遗传学的方式，这些小鼠告诉它们的后代还有后代的后代，什么样的环境是有问题的。研究者发现，这个小鼠家族中的一种检测气味的基因的活性明显低于正常值。

但传递给后代的不仅仅有行为模式和情绪，还有风险，例如，因为错误的饮食习惯患上糖尿病。一项对怀孕小鼠的研究（参考文献第15条）证实了母体的饮食方法也具有表观遗传记忆。就算这些小鼠只能得到一半的食物，并因此养育出了体型更小的后代，但如果它们后来可以得到正常量的饲料，后代仍会患上糖尿病。不仅是第一代的后代，而且后代的后代都在不断变小，而且更经常地患上糖尿病，即使它们的母亲已经恢复正常的饮食。

表观遗传的变化显然是造成这一现象的原因，从进化的角度看这是有意义的：如果食物匮乏，后代就进行编程，可以在几乎没有食物的情况下生存。食物突然变得丰富，这似乎给它们的身体带来了压力，因此患上了糖尿病等代谢性疾病。令人惊讶的是，孙辈的后代不再具有这种改变，这意味着祖母曾经挨饿的记忆已经被抹去，或者至少不再通过改变的DNA继续传递下去。这一点也很有启发意义：环境在不断变化，动物也会根据环境调整身体的胖瘦。

这种关联也可以在人类身上得到证实。糖尿病和肥胖可能就是通过表观遗传学进行遗传的。不但母亲的饮食习惯，甚至孩子出生前父亲的行为、父母整体生活的变化都会对后代产生影响。

挪威卑尔根大学的一项研究还表明，即使父亲在孩子出生前很久就戒了烟，但有吸烟史的人的孩子患哮喘的风险明显更高。那些在孩子诞生前烟龄超过十年的人会使他们的孩子患哮喘的风险增加50%。但反过来也适用：生活中更好的改变也会影响后代！

因为表观遗传不同于基因遗传，它在原则上是可逆的，因此比如说肥胖和糖尿病的发病率，以及患哮喘的风险都会因相应的生活方式改变而降低。就像软件可以重写。

我举一个自己生活中的例子：我的父母都死于结肠癌。当然我也遗传了他们患结肠癌的风险。但我现在的年龄几乎是我父亲去世时的两倍，已经比我母亲去世的时候大了15岁。

我没有就这样屈服于我的命运，而是去研究为什么我的父母会染上这种疾病。

对我父亲来说，问题在于战争、流亡和当时无疑摧毁了他的免疫系统的生活条件。对我母亲来说，她睡在一处水脉上方，在乡下主要就吃猪肉，这对她的免疫系统造成了巨大的损害。（关于"在倍感重负的地方睡觉"这一主题，详见本书第154页楷体字部分和第177—181页。）

认识到这些以后，我当然就改变了我的饮食习惯，检查了我睡眠地点的水脉布局，并且每天训练我的免疫系统。我们每个人的身体里每天都会产生所谓的癌细胞，完好的免疫系统可以自己摧毁它们，控制住它们。

我们的身体就具有这样的可能性，它向我们展示了如何通过我们的思考与行动来影响我们的健康，掌握我们的人生。不是所有事都是注定的，通过改变我们的行为，我们可以改变物质条件。就像我们在某些领域有可能抓住我们的机会，进行重新选择。

选择模式基本上是由进化决定的，是由我们的个人经历、我们的家族和祖先的经历决定的。但每一个人都能有所作为，都能对我们每个人的个人生活施加影响，也可以对下一代施加影响。

为了更了解你自己和你的家人，你可以填写随附的问卷。我会让许多患者在我们的第一次见面前填好这个问卷。你的回答不仅可以作为我的治疗指南，最重要的是，它可以激发一个人对自己的审视。填过这个问卷的每个人都会更了解自己，对自己更加关照。

自我测试：我到底是怎样的，我有什么样的先天条件？

这份问卷并不会要求你在15分钟内完成作答，你应该慢慢来。通常我的患者会花2~3小时回答这些关于他们自己的问题。请在选中的答案上打钩或画下划线，这样可以在空余的地方做记录。

01. 你有哪些健康问题（以关键词作答）？

    ....

    ....

    ....

02. 你从什么时候开始出现这些干扰的？

    ....

03. 你对自己的健康状况满意吗？如果不，你还有什么别的问题？

    ....

    ....

    ....

04. 你评价自己的时候会不会说："我很健康，所以我对自己很满意"？否则就问问自己："你的身体／你必须具备什么样的品质才能令你得到满足？"或者这样问："你对治疗的期望是什么？"

....

....

05. 你的症状在什么时候更严重？

　　○晚上　　　　　○早晨　　　　　○上午

　　○下午　　　　　○持续

06. 如果你不在家里，你的症状会消失吗？如果会，有哪些症状有好

　　转？有哪些症状没有好转？你要离开家多久才会感到症状好转？

....

....

....

....

....

07. 你有下列哪些症状？请选出你具有的症状。请根据症状的严重

　　程度从 1 到 5 打分。

　　○○○○○虚弱无力　　　　○○○○○健忘

　　○○○○○内心不安　　　　○○○○○内心焦躁

　　○○○○○易怒　　　　　　○○○○○犹豫不决

　　○○○○○注意力不集中　　○○○○○动力缺失

　　○○○○○思维障碍／词汇障碍（思维干扰）

　　○○○○○抑郁　　　　　　○○○○○乐趣缺失

○○○○○羞怯　　　　　　○○○○○睡眠障碍

○○○○○头痛　　　　　　○○○○○呼吸困难

○○○○○咳嗽　　　　　　○○○○○鼻腔干燥

○○○○○流鼻涕　　　　　○○○○○鼻塞

○○○○○鼻窦炎　　　　　○○○○○心脏病

○○○○○心悸　　　　　　○○○○○心脏疼痛

○○○○○心律失常　　　　○○○○○心慌

○○○○○内心恐惧　　　　○○○○○高血压

○○○○○低血压　　　　　○○○○○血液循环受阻

○○○○○高血脂　　　　　○○○○○膀胱激惹

○○○○○尿失禁　　　　　○○○○○颤抖

○○○○○冷热感觉紊乱　　○○○○○肿胀感

○○○○○头晕　　　　　　○○○○○眼皮肿胀

○○○○○畏寒　　　　　　○○○○○暴汗

○○○○○夜汗　　　　　　○○○○○手／脚冷

○○○○○走路不稳　　　　○○○○○眩晕感

○○○○○过敏　　　　　　○○○○○皮肤问题

○○○○○黏膜问题　　　　○○○○○口干

○○○○○瘙痒　　　　　　○○○○○皮肤角质化

○○○○○舌头灼烧　　　　○○○○○牙龈出血

○○○○○眼睛瘙痒 / 眼睛灼烧

○○○○○脱发　　　　　　○○○○○生殖器炎症

○○○○○颈部紧张　　　　○○○○○背痛

○○○○○肌肉痛　　　　　○○○○○关节痛

○○○○○骨痛　　　　　　○○○○○膝盖痛

○○○○○腿痛　　　　　　○○○○○抖腿

○○○○○肌无力　　　　　○○○○○腹股沟问题

○○○○○肾痛　　　　　　○○○○○躯干痛

○○○○○胃痛　　　　　　○○○○○胃胀

○○○○○胃灼热　　　　　○○○○○口臭

○○○○○咽喉问题　　　　○○○○○腱鞘炎

○○○○○感知紊乱　　　　○○○○○神经障碍

○○○○○恶心　　　　　　○○○○○视力障碍

○○○○○听力障碍　　　　○○○○○嗅觉障碍

○○○○○味觉障碍　　　　○○○○○耳鸣

○○○○○听力受损　　　　○○○○○易感染

○○○○○调节系统干扰

○○○○○荷尔蒙失衡　　　○○○○○性激素失衡

08. 如果你头痛：有多少年了？

频繁吗？

每天..........次；每周..........次；每月..........次。

什么时候更严重？

○白天　　　　　　○夜间　　　　　　○上午

○下午　　　　　　○晚上

这种疼痛有什么特征？

○闷痛　　　○挤压式疼痛　　○牵引式疼痛　　○环状痛

什么位置痛？

○环状痛　　　　　○整个头痛　　　　　○前额

○太阳穴　　　　　○后脑　　　　　　　○头颅内部

○眼后　　　　　　○脸上

你还能对你的头痛做出什么描述？

....

....

你服用头痛药吗？是什么药？

....

....

09.　你身体的哪一部分过敏？

....

....

你在迄今为止做过的过敏测试中得到了什么结果？

....

....

你过敏的频率高吗？

....

目前为止，有哪些方法治疗过敏有效？

....

....

10. 关于皮肤问题：有什么问题，表现在哪里？

....

....

11. 关于荷尔蒙失衡：你有哪一种荷尔蒙失衡，做了什么检查，有

什么表现？

....

....

12. 关于女性经期：

你的初潮在什么时候？

在.........岁。

你的经期很快就变得规律了吗？

○是　　　　　　　　○不是

你的经期多久一次？

....

有痛感吗？

○有　　　　　　　　　○没有

你的经期还有什么问题？

....

你上一次经期是什么时候？

....

如果符合情况：你有更年期症状吗？从何时开始，有什么表现？

....

....

....

你在更年期服用荷尔蒙药品吗（包括外用药）？从何时开始，如果有用药，用的是什么药？耐受度如何？感觉好一些了吗？

....

....

....

13. 你有关节痛吗？

有.........月；有.........年。

是从哪个关节开始的？

现在哪些关节痛？

....

软组织（比如肌肉、皮下脂肪）部分受到影响了吗？

○是　　　　　　　　○否

你已经接受了哪些治疗？

....

14. 你多久排一次便？

每天..........次；每周..........次。

你的大便是什么颜色？

....

你的大便多数情况下形状正常（像一根香肠）吗？

○是　　　　　　　　○否

你经常大便不成形吗？

○是　　　　　　○否　　　　　　○有时

大便会混合黏液吗？

○是　　　　　　○否　　　　　　○有时

你排便的时候会痛吗？

○是　　　　　　○否　　　　　　○有时

你会腹泻吗？

○是　　　　　　　○否　　　　　　　○有时

腹泻多久一次？

每天..........次；每周..........次；每月..........次。

你会便血吗？

○是　　　　　　　○否　　　　　　　○有时

有其他异常表现吗？

....

15. 你很容易发热吗？

○经常　　　　　　○偶尔　　　　　　○从不

你上次发热是什么时候，知道原因吗？

....

你经常会感冒吗？

○是　　　　　　　○否

感冒一般持续多久？

..........天；..........周。

你的感冒一般有哪些症状？

....

....

16. 你在服用什么药物？（包括镇静剂、安眠药、退热药等）

....

....

....

17. 你在服用避孕药吗？

　　○是　　　　　　　　○否

　　以前服用过吗？

　　○是　　　　　　　　○否

　　是哪一种药物？

　　..

　　你有使用避孕环吗？

　　○是　　　　　　　　○否

　　你使用药物和避孕环的时间有多久？

　　用药..........年／..........月；使用避孕环..........年／..........月。

18. 你在过去几个月／几年中服用过抗生素吗？

　　..........月／..........年内大约..........次。

19. 你之前有过什么样的手术和住院经历？请同时考虑到淋巴结肿大、真菌疾病、疣、切口和间隙伤口、骨折、中耳炎、鼻腔感染、阑尾炎、复发性扁桃体炎／咽喉炎、疱疹感染、带状疱疹、胆汁问题、肾脏疾病、肝脏问题、膀胱、甲状腺问题，如有可能，请注明你的年龄或年龄段：

....

....

....

20. 你的牙齿咬合有问题吗？如果有，是什么问题？

....

你戴假牙吗？

○是　　　　　　　　○否

你在晚上摘掉假牙吗？

○是　　　　　　　　○否

你上次看牙医是什么时候？

....

你咬合的时候如何发力（牙齿，下颌，下颌关节）？请描述你的感觉。

....

....

你什么时候第一次补牙？

大约.........岁时。

你什么时候第一次戴假牙？

大约.........岁时。

你的牙齿镶嵌物脱落了吗？

○是，大约.........岁时　　　　　　　　○否

21. 你的医生是谁？（请给出姓名和地址）

你的家庭医生是？

....

你的牙医是？

....

你的妇科医生是？

....

你的内科医生是？

....

你的骨科医生是？

....

你的心理医生是？

....

你的其他专业医生还有谁？

....

22. 你的家庭中有谁得了什么疾病？

....

....

....

23. 你的饮食习惯如何？这个问题很重要，请诚实作答。如果你最近改变了饮食习惯，请用两支颜色的笔填写，例如，绿色是当前的饮食，红色是之前的饮食。请写出改变的时间。

……………………………………………………………………………

……………………………………………………………………………

我在饮食中特别注意：

……………………………………………………………………………

……………………………………………………………………………

以下问题请按照平均状况回答。

我每周吃………次肉，主要是……………………………………

我每周吃………次香肠，主要是…………………………………

我每周吃………次鸡蛋。

我每周吃………次蛋糕，主要是…………………………………

我每周吃………次甜品，主要是…………………………………

我每周吃………次零食（包括腌制食品）。

我每天大概吃………匙糖／甜味剂。

通常我早饭吃…………………………………………………………

午饭吃…………………………………………………………………

晚饭吃…………………………………………………………………

我最喜欢的菜是………………………………………………………

我每天大概喝………升液体，主要是……………………………

我每天／每周喝..........升牛奶。

我每天／每周摄入..........克奶酪／酸奶／凝乳。

我每天／每周喝..........升咖啡／茶。

我每天／每周喝..........升果汁／矿泉水／水／可乐。

我每天／每周摄入..........匙蜂蜜。

我每天／每周喝..........次酒，主要喝：○啤酒　○红酒　○烈酒

每次喝○0.1升　　　○0.2升　　　○0.5升　　　○1升　　　○1.5升

我每周有..........天不喝酒。

你觉得你应该减少酒精摄入吗？　　○是　○否

如果有人批评你的饮水习惯，你会生气吗？　　○会　○不会

你是否因为你的酒精摄入感到愧疚？　　○是　○否

你是否在早晨喝酒，让神经平静下来？　　○是　○否

我拥有微波炉..........月／..........年了，用途是........................

我的尼古丁摄入是每天／每周..........支烟。

我每天／每周吃..........次口香糖／甘草片。

我对以下食物／饮品不耐受：..

它们会引发我的以下症状：..

我每天／每周有..........次嘴馋。

你会食用／饮用所谓的"健康食品"（比如"低脂""低糖""无酒精""不含咖啡因"）吗？如果会，那么是哪些？

....

....

你的饮食还有哪些特点？

....

....

....

24. 你一般会怎么度过你的假期？

....

....

你一年有几周休假？

....

你会在休假的时候开多久的车？

....

你的症状在假期有变化吗？

○有，症状改善.........%，恶化.........%　　　　○没有

25. 你会去晒人工日光浴吗？

○会，每周.........次；每月.........次　　　　○不会

26. 你养宠物吗？如果养，是什么？

....

27. 你的睡眠习惯如何？

....

你做梦吗？你的梦有什么特点？

○很多　　　　○很少　　　　　○从不　　　　　○舒适

○令人恐惧　○不适　　　　○总是相似的

你夜间会在固定时间醒来吗？

○是，在..........点。　　　　○否

你早晨会很快醒来吗？

○是　　　　　　　○否

你早晨醒来的时候觉得睡够了吗？

○是　　　　　　　○否

你睡得不安稳吗？

○是　　　　　　　○否

你在床上翻滚吗？

○是　　　　　　　○否

你通常几点钟睡觉？

在..........点

你通常几点钟起床？

在..........点

你是否有睡眠障碍？

○是　　　　　　　○否

如果有睡眠障碍，通常是：

○睡不着　　　　　　　○睡眠中断

你在现在的家里住了多久？

.........年.........月。

你在现在的睡眠地点睡了多久？

.........年.........月。

你睡在？

○底层　　　　　　　○楼上

你住在什么样的房子里？

○家庭别墅　　　　○多个家庭共用的别墅　　○联排别墅

○棚屋　　　　　　○高楼　　　　　　　　○预制房屋

○大型房屋　　　　○水泥建筑　　　　　　○木建筑

○砖石建筑　　　　○其他：

....

请画一张图（非常简单，不用尺子，就是简单的手绘，非常粗略的草图就可以），关于：卧室在楼层里的位置和床在卧室中的位置。哪个房间与卧室相邻？卧室里和卧室后面的墙上有哪些电器？哪个房间在卧室下面？插头／充电线等在哪里？

....

....

....

....

你用什么样的床垫？

○羽绒　　　　○泡沫塑料　　　○乳胶　　　　　○其他：

....

你床边是否有：

○收音机　　　　　　○插在插座上的电子闹钟

○便携电话　　　　　○充电口　　　　○电视

○录像机　　　　　　○远程呼叫　　　○信号屏蔽器

○取暖器　　　　　　○调光器　　　　○电热毯／电热枕

○其他：...

你的床垫放在什么地方？

○板条　　　　　　　○弹簧架　　　　　　　○地板

○其他：...

床架可以调节吗？

○可以　　　　　　　○不可以

是电动的吗？

○是　　　　　　　　○不是

你会经常佩戴首饰吗？

○会　　　　　　　　○不会

是什么种类的?

....

你会在晚上佩戴吗?

○会　　　　　　　　　○不会

你经常会佩戴 / 穿戴:

○尼龙内衣　　　○丝袜　　　○紧身胸衣　　　○腰带

28. 平均状况下你一年开多少公里的车?

　　每月.........公里；每年.........公里。

29. 你使用手机吗?

　　○是，一天.........次，每次.........分钟　　　　　○否

30. 你平均每天工作多少小时?

　　.........小时。

31. 你从事什么职业?

　　...

你受过什么教育?

　　...

你在所从事的职业里做过什么关键性的改变吗?

　　...

　　...

32. 你有孩子吗?

○有 ○没有

如果有，有几个，分别多大？

....

33. 你在业余时间做什么？

....

....

你有什么爱好？

....

....

你有加入某种协会 / 自助组织吗？如果有，是什么？

....

....

34. 你对自己的伴侣关系 / 婚姻关系是否满意？

○是 ○否

你对自己的性生活是否满意？

○是 ○否

如果不满意，是什么干扰了你在这段关系中的性生活？

....

....

要让你认为你和伴侣有着良好的关系，还需要满足什么条件？

....

....

....

35. 你有信仰吗？

○是　　　　　　　○否

如果是，可以做出描述吗？

....

....

36. 你会进行冥想吗？

○会　　　　　　　○不会

如果会，可以详细描述吗？

....

....

37. 你听音乐吗？

○听　　　　　　　○不听

听哪种音乐？

....

你演奏乐器吗？

○是　　　　　　　○否

如果是，是哪种乐器？

....

38. 你做运动吗?

　　○是　　　　　　　　　○否

　　如果是,是哪种运动?

　　..

　　..

39. 你阅读书籍 / 杂志吗? 有哪些?

　　..

　　..

　　..

　　..

40. 你使用电子设备(电视,电脑,电子游戏)的时间有多长?

　　○每周1~4小时　　　　　○每周5~8小时

　　○每天1小时　　　　　　○每天1~2小时

　　○每天2~3小时　　　　　○每天3~4小时

　　○更多:每天.........小时

　　你与你的电视 / 电脑间距有多大?

　　○0.3米　　　○1米　　　○2米　　　○3米　　　○4米

　　你玩游戏机一类的东西吗?

　　○是,每天.........小时　　　　　○否

你平均每天使用多久电脑?

每天.........小时。

41. 还有其他在你看来很重要的信息吗？请用自己的话表达出来，表格不够也可以另行附纸。

....

....

....

....

....

....

....

....

....

....

第五章
慢性疾病，以及我们能采取的措施

在我看来，慢性疾病的起因是——我已经让你们想象了流水溢出水桶的样子——水漫过水桶的边缘太久。这是因为注水过多和／或排水有问题。

然后我会与患者一起检查：是否有机会改善情况，当我们控制住病因的时候，系统是否有反应？

慢性疾病的出现——你不会对这一事实感到惊讶——是因为平衡状态受到了扰乱，免疫系统在较长时间内受到了削弱。比如双腿不等长就会导致这一结果。因为脊柱有可能发生很大的变化，导致关节炎或脊柱上的钙沉积。钙质会在过度酸化的状态下脱落。过度酸化是由会引起慢性炎症的慢性刺激引起的。

另一个例子是：如果一个人——现在我们谈论的是管理调节层面了——长期大量吸烟，那么在他停止吸烟后，他的黏膜可能会受到严重损害，不再能够有效地进行自我更新。结果就是：持续的慢性支气管炎，同时患肺癌的风险也会增加。

或者，如果我在心理—情感层面上压抑我的愤怒太久，就会导致肠道问题。再者，如果我执着于某个想法，可能会引发胃黏膜的炎症。

这还不够，如果某些结构和调控圈层不能恢复平衡，患克罗恩病[1]、溃疡性结肠炎和癌症等严重慢性疾病的风险就会增加。此外，也可能引发诸如风湿和桥本氏病[2]之类的自身免疫性疾病。

事情不应该发展到这一步：我们的身体在不断地给我们发送令人警醒的信号和警告。我们在提到综合征的时候已经讨论过这一点了。

1　克罗恩病，一种不明原因的肠道炎症疾病，主要症状为腹痛、腹泻、体重下降、发热等，较难治愈。——编注

2　桥本氏病，一般指慢性淋巴细胞性甲状腺炎，又称自身免疫性甲状腺炎，多见于中年女性，有家族聚集现象。——编注

我什么时候能够意识到哪里出了问题？在身体状态受到干扰的情况下：当我们感觉不适，却不知道这是为什么的时候。大家肯定都很熟悉这种奇怪的情况！

如果身体状态总是面临着干扰，而且这些干扰保持着相同的节奏，那么就必须采取行动。反复出现的背痛、头痛、颈痛以及更多的信号告诉我们：这里的水已经漫过了水桶，我们已经因为某种原因失去了平衡。这是一种慢性疾病！

这些症状是在警示我们！我们最迟也应该在这个时候采取行动了，尝试着让我们的体系重归平静，帮助它恢复平衡状态。

如果我们的系统还可以进行自我调节，那么就永远不会太迟。然而，我们的常规医学经常只知道用可的松、止痛药或栓剂在短期内缓解已出现的症状，或者是抑制胃酸、退热。但在这种情况下，我们必须考虑到我们身体部位之间的关联。来找我的患者就像人们用专业术语描述的那样，经常已经经历了漫长的"检查"或"治疗"过程，他们背后隐藏着真正的谜团，我通过问卷和倾听来接近它。

没有一个患者会仅仅因为一次流感来找我。我的新患者不符合60%的高斯正态分布。他们属于那40%经常得不到进一步帮助的人。

我们一起像侦探一样寻找线索，找出可能的原因。手印测试是有帮助的，但它只能告诉我干扰场位于哪个层面上。我还是不知道具体情况。

我举一个例子：一位患者经常头晕，因此不得不在55岁左右辞去工作。手印测试表明，她的主要问题在调节管理层面。但之后我们还得进一步研究这个问题。我们发现，由于她的牙齿中嵌有不同的金属，所以她体内的电流非常高，可以把一个自行车灯放在嘴里让它发光。此外她体内的汞含量也非常高。

当然，我也会努力尝试预防疾病。例如，如果我知道建立起某些模式会导致以后的病症，我就会相应地对患者施加影响：在这种情况下我会向她或他解释，要注意不要在假牙里面使用不同的金属，以避免上述情况。

问诊之后是身体检查，在我看来身体检查不仅仅是传统医学所处理的范围：

* 检查患者会受到刺激的位置，测试关节移位。

* 检查经络穴位，看它们是否敏感，这会向我提示脏器是否受损。

* 看一眼舌头，判断消化道是否完好。例如，如果牙齿挤压舌头边缘，就说明肝脏有问题，说明排毒功能出现了干扰。舌头的颜色和覆盖层让我可以看出比如是否有维生素B缺乏症，或结肠菌群是否受到了干扰。

* 此外我还会检查腿的长度。如果腿太长，会引起背痛或头痛，并可能引发膝关节或髋关节问题。

* 对下颌骨上面部皮肤的检测会告诉我一些关于身体拉伸强度的信息：如果皮肤很容易就可以向上拉，那么拉伸强度就很小。如果不可能拉动或是几乎不可能拉动，也就是说它像猪皮一样会反弹回去，皮肤组织就具有健康的张力。如果身体上面没有什么是紧张的和磨损的，这样的身体就可以恢复到它的自然平衡点，例如，在我们双腿交叉地坐着的时候，或者是我们从凳子上站起来的时候。就连子宫在妊娠后也会回到它的自然位置，以防止出现妊娠纹或静脉曲张。

缺乏张力总是表明身体需要额外的支撑来进行自我调节。

为了帮助患者恢复身体状况，我在工作中结合了替代医学的三个主要方向的知识：

1. 调节管理医学。在这方面我们欧洲做得很出色，我们有诸如克奈圃[1]、迈尔[2]、费迪南德·胡内克和汉斯·科尔布之类的医生和自然治疗师。他们尝试用自己的方法来支持身体的调节管理系统。这一学科的知识主要由自然疗法的医生和替代医学的医生使用，比如我与许多其他医生。

2. 替代医药学，这在美国非常有名。尤其是正分子医学[3]。在验血后，替代医药学的工作者会开出所有可能的维生素、矿物质与微量元素的组合来帮助身体工作——尤其是在生病的时候——来支撑身体进行康复。

1　塞巴斯蒂安·克奈圃（Sebastian Kneipp，1821—1897），德国牧师，自然疗法的先驱之一，被誉为"欧洲水疗之父"。著有《我的水疗法》（*Meine Wasserkur*）等。德国著名精油养护及香氛品牌"克奈圃"，即由他于1891年创立，至今已有130年历史。——编注

2　弗兰兹·泽维尔·迈尔（Franz Xaver Mayr，1875—1965），奥地利医生、肠胃病学家，"迈尔疗法"（著名的肠道健康疗法）创始人。——编注

3　正分子医学（Orthomolekulare Medizin）是替代医学的一个分支，指依靠调节人体内正常出现的并为健康所需的物质的浓度，优化人体生化内环境，令身体保持良好的健康状态或治疗已出现的疾病。又称"分子矫正医学"或"细胞矫正医学"。——编注

3. 发源于亚洲的能量医学[1]，强调阴阳平衡，这是中医的主要智慧。或是脉轮[2]的能量平衡，这是印度医学的核心，它使我们有机会去激发我们能量系统的平衡。

我试图在诊断和治疗中结合这三个主要的医学方向。首先我想要着重提出一个问题：不平衡的主要原因隐藏在哪里？

因此我做诊断，开处方治疗，然后我们一定要看看我或我们的"干预"有什么影响，以便在此基础上采取进一步的治疗措施。一切都要视情况而定。有时正如我已经描述过的，一些小小的改变就会有帮助。比如，减少过量的咖啡摄入，或在出现头痛与背痛的情况下补充镁。因为严重的镁缺乏会引发肌肉痉挛。

尽管我通过问诊、身体检查和精力检查对患者的病史已经有了充分的了解和体会，但我也会借助影像学或血液检测的方

---

1 能量医学（Energetische Medizin），替代医学的一个分支，主要运用宇宙、自然的能量来调节人体内的能量，通过"天人合一"达到治疗效果，类似于中国的道医。——编注

2 印度医学有"三脉七轮"之说，即人体有三条气脉（中脉、左脉、右脉）、七处脉轮（顶轮、眉心轮、喉轮、心轮、脐轮、生殖轮、海底轮）。脉轮是人体能量的聚集点，七处脉轮分布于人体中轴的头顶至尾骨线，分别主宰着人体不同的器官组织及灵性意识。——编注

法：我用这些技术程序来证实我的猜想，只有在能够从这些结果中得出治疗方案的情况下，我才会求助于这些检查。

我也会送患者去做超声波检查，如果我觉得阿喀琉斯的脚踵[1]上有囊肿，我会仔细考虑是40欧元的超声波图像就可以了，还是得做需要患者或医保支付800欧元的核磁共振成像。例如，要确认脚踵上的囊肿，做超声波图像完全就够了。核磁共振检查并不能增加治疗的价值，只是价格上要贵得多。但人们经常会因为害怕犯错误或者忽略一些东西而使用核磁共振检查。因为它被人们看作最理想的检测方法，却没有考虑到成本和真正的治疗效果。

但这只是我工作的边缘地带。我们还是继续讨论个体的慢性疾病和你能为此做些什么吧。为了让你有画面感，我们继续把致病因素比作水管：要么就是拔掉多余的注水管，要么就是清理堵塞的排水管。

因为正如你们可能已经注意到的，在考虑较为复杂的关联的时候，结构对我来说是非常重要的，所以我想按照一定的顺序来排列我对身体状态不同干扰的发现。我从头部开

1　在古希腊神话中，英雄阿喀琉斯的脚后跟因是其身体唯一一处没有浸泡到冥河水的地方，成为他唯一的弱点，在特洛伊战争中，他被毒箭射中脚踝而丧命。后以"阿喀琉斯的脚踵"比喻致命的弱点、要害。——译注

始，从头到脚来描述整个身体，范围不包括身体各个地方可能发生的自身免疫性疾病。

当然，下面的详细介绍没有什么创新性，但它们可能会提示你，你的那种不适可能是由什么原因导致的。

当你的身体亮起急救信号，原因会是什么呢?

关于头痛

我们每个人都受过头痛的折磨。这是有些人真正的"阿喀琉斯之踵"。他们不得不频繁地与头痛做斗争，这种头痛的到访经常还是有规律的。

作为一名医生我也很有兴趣知道：头痛发生在何时，在什么部位，以及是什么原因引发了头痛？这些问题本身就给了我暗示——在这种情况下也给了你暗示——告诉我可能存在的原因。

在头痛的情况下，当然每次都应该排除头部区域潜在的肿瘤或骨折情况。这很容易弄清楚！但是对于所有其他类型的头痛，我想给你一些建议，它们可以帮助你找到头痛的原因。

头痛发生在何时，发生在什么部位？回答以下四个问题，你可以更好地找出引起你头痛的原因。

1. 你的头痛在什么位置？是在前面，也就是从额头开始，还是在侧边？还是在后面？仅仅是这一区别就指出了一些关联：

额头痛表明额窦炎症[1]、胃部问题或骨盆问题。

偏头痛通常与受风有关，也提供了有关肝胆系统的线索。

后脑的头痛通常起源于颈部问题，表明了颈部肌肉的紧张状态。这也可能以眼部疾病的信号表现出来，通常与压力有关。

2. 头痛在什么时候发生？有规律吗？你会在天气变化的时候感觉到疼痛，还是说它与你的经期或排卵期有关？

3. 在发生地点上有规律性吗？每次都是晚上在家里，还是在某个特定的房间里工作的时候……

---

1 额窦炎是鼻窦炎的一种，是由鼻窦炎引起的额窦（眼眶上方）黏膜的炎症，头痛为其常见症状。——编注

这些基本的考虑对我们有很大的帮助。这使我们能够确定需要查询哪个方向，有助于进一步确定病因并进行治疗。

在*结构层面*上，经常会出现以下引起头痛的原因：脊椎骨移位，也包括第一节颈椎——寰椎——有时会突出，咬合问题和不均匀的高牙冠问题也经常会引起头痛。

在*调节管理层面*上，通常有以下原因：口腔中含有不同金属、头部区域（扁桃体、鼻腔、牙齿）的炎症、胃炎、膀胱炎等骨盆区域的炎症——有必要调查这些问题为什么会反复导致这一症状。

在*情感层面*上，头痛的原因往往是未解决的冲突，额头的疼痛与胃经或下腹部经络互相关联，偏头痛与肝胆经络互相关联，后脑痛与膀胱经络互相关联。

原因也可以出在*精神层面*。比如当我们受到了精神障碍的支配。

4. 对于上面所提出的这个问题，你可以做什么？

首先，你需要弄清楚你属于哪一种头痛：

前额疼痛：在我看来这通常就是所谓的"胃痛"。对我来说这已经可以说明经常受到这种头痛折磨的人们胃里出了什么状况。就算病因在情感层面上，它通常也会与我们的下半身有关。我们自己基本上都会有这样的感受，因此我们就不会意识到我们的无力感与受伤的感觉，还有我们"未实现的对爱的渴望"。

偏头痛：表明肝脏或胆囊有问题。也许你也知道这种感觉，坐在火车上、飞机上或餐馆里，说：它又开始了？！这是偏头痛的典型症状。你会感受到一种思索的气息，你非常敏感，非常有创造力。你总是想做些新的事情，或者很容易为自己感到遗憾。通常情况下你需要强化你的肝脏：你必须要么唤醒它，要么拦截住过剩的东西。这种阻滞在有穿堂风的情况下会加重，洋蓟利口酒[1]掺水是一种已经得到证实的疗法，可以促进胆汁恢复流动或是排出，使得阻滞的部位重新开始运动。洋蓟茶对肝

1　洋蓟，菊科多年生草本植物，原产于地中海沿岸，是一种名贵、高营养价值的保健蔬菜，在欧洲被誉为"蔬菜之皇"，有保肝利胆之功效。利口酒泛指酒中添加了天然芳香及药用植物，并具有一定保健作用的饮料配制甜酒，有"液体宝石"的美称。——编注

胆也有好处。或是在春天进行排毒，比如，开始节食与抗酸化[1]
饮水疗法。

后脑疼痛：指向肌肉的收缩，也可能是缺乏镁，或者承受着焦虑或压力。如果我在这里检查颈部肌肉的针灸触发点，我会得到更具有针对性的指示，发现干扰场可能位于什么部位：是在上颌骨区域还是下颌骨区域，或者脊椎关节是否移位，然后就可以进行治疗。

此外，我们还应该找到根本原因，解决可能存在的恐惧或压力。例如，有些人很喜欢说："我看不到出路。"他们没有好好思考自己的问题，而是把头埋在沙子里。对于这种类型的头痛我推荐使用心理运动学治疗，我已经在这方面积累了非常好的经验。还有那些觉得"我的头快裂开了"的患者也是一样。他们经常因为给自己施加了某种要做出成果的压力而极度紧张，他们不允许自己犯错误，想要做到完美。

1　抗酸化，即去除体内加速细胞老化并能引起疾病的活性酸素，制造和酸性相反的人体碱性环境。——编注

不久以前，一位年轻女士因为偏头痛发作来到了我的诊所。她认为她和她母亲之间存在问题。但事实证明问题出在她父亲的所作所为上。这使她情绪激动，经常感到剧烈的头痛。

我说明一下背景：她9岁的时候，父亲已经有一年没有和她的姐姐说话了，因为姐姐从普通高中转学到了职业学校，却没有事先和父亲商量。这给我的患者留下了非常深刻的印象，所以从那个时候开始她就不敢再犯任何错误了。她害怕如果她做错了什么，父亲也会不跟她说话。因为——我们都知道——不犯错误这种前提条件是不可能做到的，所以这种条件就引发了她内心的强烈冲突。每当她接近承受极限的时候，她就会受到偏头痛的袭击。

当她认识到这种模式，并且根据心理运动学的方法对自己进行重新编程的时候，她体内的某些东西消解了，她最近在一封信中对我描述了这一情况。她在信中写道："亲爱的克里施医生，我简直不敢相信，但这是真的。我已经有四周没有偏头痛发作了。无论如何，我衷心感谢你非常有效的治疗！我也希望这一疗效会持续下去，附上热烈的问候！"

我们只靠一次会面就解决了她的冲突。这种情况经常发生在心理—情感层面的纠葛中。很重要的一点是，当你意识到某些事情的时候，你需要采取相应的行动，而不是回到你旧有的模式中去。

然而，如果原因还在更深层的精神层面上，往往只有局外人能够帮上忙：承受病痛的主体往往在内心受困，看不到自己该如何走出亲自为自己打造的思想囹圄。在这种情况下你可以去拜访灵媒或找精神治疗师，或是去修道院住一段时间。因为在这样安静的停留时刻，来自更深层意识的问题也会被触发。

另外一些急性和暂时的头痛

头痛可能由鼻窦炎或颈椎移位引起。但它也可能与寰椎障碍或物理性质的移位有关，这样的话问题就出在结构层面上了。在这种急性的情况下，我不反对服用止痛药来缓解疼痛。此外，我们还必须找到并修复引发头痛的原始原因。

头痛也可能是不堪重负的信号，例如，因为骑自行车或者山间远足而劳累过度。我们有可能是在没有训练计划与完整装备的情况下动身了，而不是循序渐进地增加运动量。这种情况也会引发头痛。

这一章主要讲的是慢性头痛。病痛的承受主体会每隔一段时间，或是每周，或是以其他频率受到头痛的折磨。其中最常见的是紧张引起的脑后疼痛。

如果头痛只发生在晚上或早上，你也应该检查你睡眠的地方。例如，你的床可能位于对肌体能量有损害的水脉之上，或是所谓的十字形网格上。

慢性头痛也可能通过调节管理层面上的原因引发，例如，牙齿化脓、牙根治疗，或是你不能忍受一种补牙嵌体的材料。调节管理层面上的其他原因还可能有荷尔蒙失衡。它的一个迹象是，女性的头痛出现在她的经期或排卵期。在这种情况下不仅要服药，还要使干扰场恢复正常：可能是因为卵巢的问题，这一点会体现在手指上面。如果无名指（卵巢指）弯曲，则表明卵巢区域存在干扰。如果是这样的话，我会在患者经期前两天为她做一次皮下神经治疗。

但疼痛也可能有心理一情感层面的原因，比如，病痛的承受主体感觉不到足够的爱。这种头痛通常与下腹部疼痛或胃痛有相关性。有关隐藏在它背后的行为模式，请阅读本书第42页"深入且有效：心理运动学"一节的内容。

关于背痛

　　背痛是最常见和人们治疗开支最大的症状。高达80%的德国人不得不与背痛抗争，我们的卫生系统每年因治疗背痛要消费490亿欧元。12.5%的患者是慢性背痛，也包括很严重的病例。他们会进行手术，或者接受注射、服药、热／冷治疗以及按摩治疗等经典的物理疗法。

　　许多人其实可以更有效地完成治疗：如果坐骨神经区域或腰椎区域反复出现背痛，据我的观察，80%的问题都出在肠道上。

　　我以前有一位30岁的患者。他从地板上捡起一张纸的时候就会腰痛。这不正常，我告诉我自己。在这个年龄，不可能得椎间盘突出症！大自然已经做好了安排，神经和脊髓都得到了很好的保护。如果肌腱和韧带受损，还有良好的肌肉来保护脊柱和椎间盘。所有这些都是为了防止这样的疼痛发生。我该怎么帮他？

我认为80%的慢性背痛来源于腹部炎症。因为如果你的膝盖发炎了，会发生什么？膝盖会变得灼热、肿胀，开始疼痛。这就是发炎的迹象。现在你肯定要问，这和肠道有什么关系？在肠道发炎的情况下我们几乎不会或很少会感到疼痛，偶尔可能会有排便问题。然而，每个发炎的组织（比如说膝盖）都会肿胀，会在周围的组织中沉积炎性液体。想象一下，如果你的肠道发炎了，你在床上休息或者是睡着了，你的肠子会压在哪里？没错，压在腰椎上。

炎性液体就存储在那里。其结果是该区域的韧带和肌腱也会松动。因此腰椎更有可能会从原本牢固的保护结构里脱落，即便是在完成捡起一张纸这样简单的任务的时候。所以在慢性背痛的情况下，总是应该对肠道进行治疗，而我得到的结果证明我是对的。因为只有这样做，反复出现的背痛才会得到持久的治愈。

引起肠道炎症的原因通常是真菌感染、重金属造成的压力或食物不耐受。

我通常可以靠患者的体态看出他是否有肠道问题。比如说，他的姿势就像鸭子或者一个正在播种的人。这两种情况

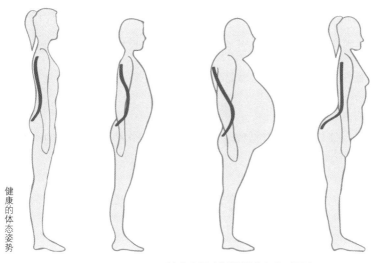

健康的体态姿势

腹部问题导致的错误体态（后三张图）

都是由奥地利医生弗兰兹·泽维尔·迈尔发现的，他是"迈尔疗法"的发明者。

在这些不同的体态下，肌体试图在吸气的时候保护发炎的肠道免受挤压，并使腹腔扩大。这甚至会导致脊柱结构的改变。根据体态的不同，我可以看到微生物与肠道问题属于什么类型。例如，如果一个人的腹部有许多产生气体的细菌，那他就是所谓的"大肚腩"。如果他的腹部使他看起来就像一个正在播种的人，他往往会便秘，因为他的肠道蠕动受到了限制。

许多女性也会对经常性的背痛感到惊讶，尽管她们身材苗条，符合通常情况下"美丽"的标准。迈尔的诊断发现了她们的问题：她们会摆出所谓的"鸭子体态"，这也指向了肠道问题。这些女性有着严重的腰椎突出（鸭子体态），因为发炎的肠道和储存的炎性液体导致腹部需要更多的空间。

如果你的消化有些问题，那我们来做个快速的检查：

1. 医生很容易靠腹部的大小来判断腹部是否正常。按照如下方法，你也可以做到这一点。把右手手掌放在腹部，这样伸展出来的小指和拇指的根部关节就分别位于骨盆的上缘和前缘。如果可以用拇指和食指够到肋弓，你腹部大小就是正常的。通常腹部还有三到四根手指的空间。在这种情况下，会很清楚地指向腹部问题。

2. 原则上讲，你应该排出前一天吃的所有东西。否则会出现经常引发背痛的炎症（更多关于消化问题的解答见本书第219页"要素4：清晨排便"一节）。

3. 如果在排便用力过猛之后出现背痛，这也是一个表明你有消化问题的明确迹象。

但这些只能是说明你的肠道需要支持，我们还是不知道为什么。原因到底是什么？

我以前用神经疗法治疗过很多背痛的患者。这在许多情况下都很有帮助。但是患者还会一来再来，总是因为同样的症状。直到我意识到身体内部的关联，我开始检测食物不耐受症并恢复肠道，这些背痛患者才得到治疗，否则他们还是每隔四周就要来一次我的诊所。

我们可以改变什么？我们的医保系统要为我们的前期工作支付多少治疗费用，才能让更多的人注意到这其中的关联？

然而，背痛也可能有着心理—情感方面的原因。通常是那些不能放手的人，或者想在每个人眼里都做出正确事情的人，他们经常患有便秘，这种肠道肌肉的收紧也会导致长期的结肠炎症，影响到背部。在这种情况下该怎么办，你可以在本书第42页"深入且有效：心理运动学"一节的内容里找到准确的描述。

如果要在精神层面上解决精神的纠葛，一个人通常很难自己认识到这一点，而只能通过外部的力量。如果你非常坦率地告诉别人他们有什么神经性的问题，他们很少有人能够接受。然而如果他意识到有一个精神层面在影响着他，只需要一句话——就像本书第54页所述——就有可能解决一个障碍。

如果要解决慢性病症过程中的急性疼痛，神经疗法或针灸有可能会起到作用。顺势疗法药物，比如彭特拉坎的鼠麹草制剂（Gnaphalium Pentarkan®）[1]，以及经典的疼痛抑制剂，比如双氯芬酸或布洛芬都会起到作用。不过只能使用一两片。在任何情况下，这都不应成为一种持续性的治疗！

慢性背痛也常常由错误的体态引起，脊柱没有得到小心翼翼的使用。为了改善这一点，你应该练习以下的运动模式，以防止结构性背痛。

1. *起身*：请避免所谓的"折刀状运动"。躺下的时候先侧卧，然后再仰卧。站起来的时候也应该先翻到侧边，然后用手臂将自己向上撑起来。如果你能够真正意识到这一点，并在实践中坚持这一点，你就往往不太会激怒你的坐骨神经。

2. *弯腰*：在这种情况下也要避免"折刀状运动"，要增加膝盖和臀部的弯曲程度。如果你想用右手捡起什么东西，就弯曲你的右膝和右臀部。反之亦然。

1　彭特拉坎的鼠麹草制剂（Gnaphalium Pentarkan®），德国一种治疗由坐骨神经压迫引起的腰部及腿部疼痛的药物。——编注

3. *仰卧起坐*：只有那些没有急性椎间盘症状的人，可以在体育锻炼中做这种动作。

4. *背部和臀部*：为了避免腿部碰撞或假性负重导致的腿部不等长，你应该按照如下方法进行练习：在你久坐以后要站起来之前，把你的手放到臀部下面，放到你可以感觉到坐骨的地方。在站起来的时候用手把臀部托起来，左右臀部会自动回到正确的位置。你肯定也知道这一点，你在长时间开车以后也会踩油门踏板的一边帮助自己站起来。在办公室久坐、看歌剧、看电影之后也是一样！这种操作补偿了一瞬间腿部的不平衡，可以防止结构性损伤、背部和臀部疼痛。

*胸椎区域*很少会出现结构性和调节管理性的干扰。有时所谓的心椎骨（第五节胸椎）也会发生脊椎关节移位。我的建议是：靠在门框的边缘，这样门框就会压在痛点上。然后稍微移动你的双腿来增加压力，两臂朝相反方向前后摆动。这通常会有所帮助。

在*肩部—颈椎区域*，如果颈椎关节被错误的运动阻碍，或是颈椎出现了移位，就会出现结构性的疼痛。肩部—颈椎区域的背痛通常与牙颌区问题、死牙、口腔中含有不同的金属或鼻腔炎症有关。

镁的缺乏也可能导致大脑负荷过重。如果糖储备已经耗尽，身体就会处于戒备状态。结果是，为了平衡这种缺乏感，我们会摄入甜食、咖啡，或者是吸烟，这也会导致颈椎区域的疼痛。

这也可能与眼睛有关，比如屈光度出现错误，应该接受眼科医生的检查。也许是因为你需要一副眼镜，或是需要更合适的眼镜？

颈部肌肉的紧张也可能指向肝胆系统的紊乱，例如隐性的胆结石。你不会感觉到它，因为就像这个描述一样，它隐藏在体内，不会引起疼痛，只是会轻微抑制胆汁的流动。但它仍然会引起炎症。

但这些肌肉紧张往往会导致其他问题——例如网球肘或鼠标手，它们通常会被诊断为腕管综合征，可能要进行手术，却不会有任何改善！

紧张的原因可能是多种多样的：错误的坐姿和集中于身体某一侧的活动，例如长时间坐在电脑前，可能会触发结构层面的问题。

在调节管理层面上，牙颌区域的炎症往往是罪魁祸首。但也要考虑到患者不得不承受的思想或情感负担，这些负担会将紧张辐射到肩臂区域。

在急性治疗方面，我建议采用神经疗法和针灸解决短期内的问题。但如果同样的症状反复发生，患者就必须要开始寻找干扰场了。这可能是由慢性阑尾炎导致的。

当然也有人为导致的问题：如果你是一位记者，颈椎出了问题，那么问题通常在于你的工作。记者或秘书可以在工作中使用听写设备来缓解压力，并在日常生活中坚持做上半身的伸展运动。

为了治疗颈椎或网球肘引发的急性活动障碍，我也推荐泰式按摩这种调节疗法，或者是去找一位懂针刺方法的治疗师。在训练有素的泰国按摩师看来，身体就是许多触发点。他们用肘部按摩这些触发点，处理拉伸和出现结节的地方，以缓解压力。

顺便说一下，拔罐也是有效的。这些球形的玻璃器皿上面有一个圆形开口，直径为3~6厘米。我把它们的开口放在皮肤的某些穴位上：在这些触发点，它们通过加热或吸入球内空气产生的压力来刺激血液循环。这使疼痛消失，并激发身体愈合。

但请注意：对于偏强壮的人我推荐泰式按摩。对于相当瘦小的人，也就是身体纤瘦柔软的人，我更推荐拔罐或是阿育吠陀精油按摩（ayurvedische Ölmassage）。当然也有混合类型。你的身体会告诉你，你更适合哪一种疗法。有人喜欢凉水，有人喜欢热水：你觉得舒服吗？每个人对自己的感觉是最准确的，应该采取相应的行动。

现在我们来谈谈心理—情感层面，有许多原因会引发肩颈部位的背痛："我好像戴着枷锁"或"我肩上有一吨重的负担"这些表达信念的句子会导致背痛，这些信念是由未经证实的恐惧引发的（肾胆经），或经常通过愤怒与自我惩罚（肝胆经）形成，比如工作中受到的欺凌或幼儿时期的经历："我觉得我肯定还不够好。"患者会说这样的话。而这样的言论和想法对于想要欺压或支配他们的情况和人，几乎有着神奇的吸引力。因此，消除狭隘的陈旧信念是非常重要的，它不仅仅能够治愈背部的问题。

关于炎症

许多人还会受到反复感染的折磨，例如鼻窦炎。我们会在鼻腔发炎的部分再进行详谈。这种反复出现的感染最常见的原因是饮食习惯，这甚至是几乎所有这种感染的原因。比如，患者摄入过多糖分。尤其是儿童，感染原因有80%是饮食中含有过量的精制糖，或是食物不耐受。

但原因也可能是过去遗留下来的隐藏的干扰场，比如疤痕或息肉，还有激素功能障碍或抗氧化剂缺乏。

通常在发炎的时候医生会开抗生素，但随着时间的推移，频繁使用抗生素会改变和削弱免疫系统，甚至可能出现新的炎症。

我已经提到过，疤痕会破坏能量的流动，这种情况可能会导致脚部发冷。

但有的患者不太注意自己的健康，例如，在冬天穿得不够暖，或者双脚发冷却不穿袜子，这也可能引发慢性炎症。

人们通常应该从教训中吸取经验，但有时人们根本不想承认这一点，因为人们也会把疾病看作某种获利。对许多孩子来说都是这样，因为父母在他们生病的时候会特别照顾他们。我们当然也要考虑到这一点。可以用一种矛盾的态度来抵制这种行为：儿子或女儿有时也必须经历这种痛苦，如果他们没有发热，"只是"打喷嚏或喉咙痛，那么他们就必须去上学。这一点很明显：我们不能利用疾病。孩子们通常很快就能学会这一点。

我们的身体基本上是靠发炎来给我们发出信号：这里出现什么问题了！反复发炎可能发生在身体的任何部分，这指向了一处干扰场：如果是鼻窦炎——如果不是因为糖摄入量过高——这就表示牙颌区域有某些东西不对劲。补牙使用的不同金属、死牙、牙套或肠道中的真菌会导致炎症或食物不耐受。或者患者有"鼻塞"的感觉，问题可能会在心理—情感层面上。

如果是关节的炎症（关节炎），原因可能是关节负担过重，例如有些装修工人需要长时间保持跪姿。

你也可以设想食物不耐受的情况，可能是扁桃体处存在干扰场，以及任何会改变微生物的因素，比如抗风湿药、抗生素、可的松、过量的糖摄入。

如果是皮肤的炎症（神经性皮炎），在所有这些原因之外，还经常是因为心理—情感层面上未解决的冲突，因为患者感觉自己受到了拒绝，或者经常被母亲过度保护。

在许多女性中间，膀胱炎（一种常见的膀胱炎症）的病因有时也会出在心理—情感层面。尤其是在性行为之后。因此导致这些症状的不是细菌，而是与伴侣之间（婚姻中）未解决的冲突。

如果是肠道的炎症（肠炎），往往可能与父母之间未解决的问题有关，也可能是患者在小时候受到了父母过高的要求。因此，一位成年女性或男性会尝试着把所有事情都做好，没有办法放手。这就是导致压力的确切原因，在某些情况下这也会引起便秘。

疾病的原因也可能是后天导致的某种弱点。比如一个人在小时候或者年轻的时候一感到压力就总是腹泻，这背后往往会有一个与情感有关的故事。

厌食症也总有需要治疗的心理一情感因素。在暴食症或厌食症的病例中，母亲经常会向她的孩子传达自己的身份认同，例如责骂男人，因为她的丈夫可能和她离婚了，或者是因为她觉得受到了他的虐待。为了避免这种情况，女孩不想拥有女性化的身材，这样男性就不会觉得她的身材有吸引力。暴食症的情况可能是这样："我把一切都吐了出来，因为我没有得到过任何认可。"

便秘可能意味着：比如说孩子必须在六点准时上床睡觉，如果他们想要打破规定，他们在成年以后往往就会觉得自己做错了什么。此外他们总是不得不向别人证明他们在任何事情上都特别擅长。然后他们的肠道就开始出现问题。小肠炎症的背后有时也会隐藏着一些黑暗的秘密，比如受到了性虐待。

如果你身体里的某个部分出了问题，它就会以发炎的形式向你发出求救信号。如果你把这种求救的信号压制下去，像以前一样继续生活，就会导致慢性疾病。例如复发性盆腔疱疹，它只是一个表示你的免疫系统出了问题的迹象。许多患有盆腔疱疹的女性也有荷尔蒙失调的问题。这些症状通常发生在更年期过后。性激素不平衡，甚至食物不耐受也可能导致盆腔疱疹。在任何情况下，使用抗病毒药物——比如阿昔洛韦——治疗都是没有必要的，这并不能弥补免疫系统的缺陷，甚至还会使它恶化。

盆腔粘连的筋膜也可能导致疱疹复发。在盆腔发炎之前，或者在孩子出生之后，当组织不能再适当收紧的时候，筋膜就会形成粘连。在这种情况下，去拜访一位整骨疗法医生往往能够创造奇迹。

为了更有针对性地刺激到免疫系统，所谓的疱疹顺势疗法也会有帮助。这种疗法使用的药物由病原体（疱疹病毒）制成，以稀释和顺势疗法的形式注入肌体，帮助肌体训练它的"特警"。

在发炎的情况下，层面检测是非常重要的，不要错过任何因素。

学院派医学会根据所谓的CRP值[1]，用抗生素治疗炎症。然后反复这样治疗。如果症状持续，且变得更为严重，人们就会改变使用的药物组合，患者会开始使用更强有力的抵抗性药物，例如，可的松和消炎药。这对于慢性炎症是有效的，但并不针对目标，而是恰好相反。这种药物会损害免疫系统，放大肌体脆弱的一面。

我在这里强烈建议改变身体的环境，让身体恢复自救的能力。方法如下：在调节管理层面上，使用酶、去酸化和微生物疗法治疗慢性炎症，使肌体得到恢复。仅这一项措施就能够使60%的病例得到显著改善。对另外40%的患者来说，解决困境的办法隐藏在其他原因后面，通常是需要特别注意的心理—情感模式。

要经常停下来等一等你的身体

我的建议不仅针对那些受到反复炎症折磨的患者，也针对

---

1 CRP（C-reactive protein）即C-反应蛋白，是肌体受到感染或组织损伤时血浆中一些急剧上升的蛋白质（急性蛋白），可作为一种急性炎症的标志物。CRP值升高，也是心血管疾病最强有力的预示因子与危险因子。此外，CRP值还可用于细菌和病毒感染的鉴别诊断、肝癌与肝脏良性疾病的鉴别诊断、急性胰腺炎的评估等。——编注

那些身体基本上保持着洁净的人：你应该像等待引擎发动一样等待你的身体。请原谅我把你的身体比作一辆车，但这个比喻非常形象，一次节食疗法可以帮助这个复杂的系统进行排毒。

许多宗教都有斋戒的规定，以各种形式和既定的仪式进行：在某些季节或某些时段，全部或个别人完全或部分放弃进食，放弃食肉、饮酒、性行为，等等。

从历史上来看，斋戒期集中于春季，因为那时可能会出现食物匮乏的问题，或者是因为最早的排毒草药已经长了出来，这在许多宗教的季节日历中都可以找到佐证。这些药草以它们的净化能力促进健康，来自科斯岛[1]的希波克拉底已经知道了这一点，他写道："一切都需要适度，呼吸纯净的空气，每天进行皮肤护理与身体锻炼……用节食而非药物来治愈小恙。"节食不仅能够净化身体，还能够净化精神和心理。就像汽车店里的维修员工。

25年前，我写了一本名叫《科学节食带你走向健康》的书，因为那时我经常推荐慢性病患者尝试节食疗法，想看看在这种情况下，食物的供应是否与疾病状态有关，也许还与

1　科斯岛，希腊的岛屿，古希腊医师、西方"医学之父"希波克拉底的家乡。一般将科斯岛视为西医的发源地。——译注

人们在这样的放空状态下给自己的安宁有关。我想看看这些疾病的背后是否隐藏着食物不耐受的现象。

今天我已经不再使用这种"试错"的方法，因为我认为肠炎等炎症的背后确实存在着食物不耐受的现象。我可以通过相应的实验室实验与我的经验更快地得出这一结论。然而原则上，任何患有慢性炎症的人除了节食之外，还可以使用以下的普适疗法，我称之为"健康三部曲"。

我的健康三部曲

肠道的任何干扰都与肠道菌群的改变有关。肠道菌群包括乳酸菌（Milchsäurebakterien）、嗜酸乳杆菌（Acidophilus-Bakterien）的保护菌群和其他菌群。要使肠道更为健康，这些菌群都是必不可少的，这样如果出现了所谓的肠漏综合征——肠黏膜出现开放口——就不会有致病的物质进入身体里。

在这种情况下，我总是开出*共生全效益生菌粉*[1]，因为这种制剂不含麸质。如果在没有经过检查的情况下，这就是一种安全

---

1 共生全效益生菌粉（Symbiolact pur）是一种含有各种乳酸菌的益生菌（对宿主有益的活性微生物，又称共生菌）制剂，可作为膳食补充剂，用于调理肠胃、助消化，辅助针对肠移植、肠道菌群建设和肠功能重建。——编注

的方法，那么，它可以让每个人都能从根本上增进健康水平。

治疗的另一个支柱是去酸化，因为所有炎症都伴随着组织的过度酸化。因此我推荐在我的诊所里久经考验的去酸化剂Innova Balance，这是一种用矿物质制作的化合物，可以使身体形成一个碱性的缓冲区。

位于巴伐利亚州格拉绍的医学酶研究公司的负责人赫尔穆特·蒙克医生（Dr. Helmut Münch）做过许多生动的演讲，让我充分意识到酶在任何炎症中都具有重要的意义。

早在慢性疾病形成之前，就存在着所谓的"隐性感染"。顾名思义，我们常常无法察觉这种发炎。然而它会给我们带来不适感，或是令我们偶尔出现相应的发炎症状。

摄入抵抗性药物只会加剧恶性循环：因为药物带来的症状抑制效果与肌体的自然斗争会越来越激烈。其结果是，免疫系统会变得疯狂，最终筋疲力尽。在这种情况下，唯一能够起到作用的物质就是酶：它是使人恢复自我调节管理功能的唯一途径。

因此对于所有慢性病我都推荐以下疗法：

每天一袋共生全效益生菌粉加一袋Innova Balance，用一杯水溶解，最好在晚餐时饮用。此外每天早晚服用三片Innovazym（酶）；对于癌症和其他肿瘤等疾病，我推荐服用Innovazym CA。

这些药在药房里通常都是非处方药。然而你必须进行至少三个月的治疗，给你的身体一段用以修复的时间。

（另见本书第十章相关内容。）

每一种慢性病都与水储存有关，而且常常与疼痛密切相关。上述措施有助于修复受损的部位，它就像一个沙袋，当我看到大坝有可能决堤的时候，我就把它建在大坝旁边。我要么堵住墙上的洞，要么让排水更为顺畅，这样血管的供血效果会更好，氧气供应也会更充足。

去酸化、强化微生物、摄入酶——这就是我的健康三部曲。

我用我的健康三部曲为你的身体创造一个恢复的空间，对有些人来说，这种普适疗法的三部曲就足够了，因为你的身体可以赢得一段重组的时间。我的理念是给我们的肌体一个自愈的机会。我通过立起沙袋，寻求维修员工的帮助，来恢复我们这个系统的秩序。

是什么引发了炎症？

"炎症"这个类别也包括伴随文明演进出现的癌症。毕竟，肿瘤不就是尚未被人认识的、非常强力的、持续多年的不平衡干扰吗？尽管患者会觉得是哪里出了问题。

例如，我的母亲睡在一条水脉上，她总是会抱怨背痛、腹泻和便秘的问题。今天我已经完全明白了原因是什么。如果她改变睡觉的地方，治疗她的肠道问题，就不会染上结肠癌。我用了三十年才认识到这些关联。亚洲疗法、自然疗法和美国疗法的结合有助于取得更为持久的成果。通过层面检测，我清楚地认识到了身体的多面性，而可能的病因就潜藏在其中。

我不想在这里制造恐慌，告诉你一种潜在的致命疾病是由某种慢性疾病导致的。然而我认为，让你看出这其中的关联是非常重要的，这就是我的责任。因为在许多年前，严重的心脏病就会以心境障碍[1]和综合征表现出来，发出急救信号。只要你认识到了这一点，你就能够掌控局面！

牙齿与齿桥：一种病灶

在患有乳腺癌的患者身上，我经常会在胃经上发现一颗死牙。在下颚的话就是第四和第五颗牙，在上颚的话就是第六和第七颗牙。死牙不会感到疼痛，所以不会发出求救信号。但它可以形成干扰场，并引发相关能量经络的受干扰状态。身体试图对求救信号做出回应，最终因为这项工作感到疲劳。这就是疾病显现的时间点，包括癌症。

当然，不是每一颗经过牙根治疗的牙齿都会形成干扰场，我只想让你们注意到这种可能性。如果癌症发生在相关的经络，在任何情况下，我都建议治疗这一可能的原因。

下腹部癌症（男性的前列腺或女性的子宫、膀胱）通常与门牙有关。如果门牙因为意外事故坏死，进行了牙根治疗或者比如经过了固定齿桥的包裹，从长远来看这会增加患下

1　心境障碍（Befindlichkeitsstörungen）又称"情感性精神障碍"，是指由各种原因引起的以心境或情感紊乱为特征的精神性疾病，临床上主要表现为单相障碍（抑郁症，情感低落）和双相障碍（躁郁症，情感时而高涨时而低落）。——编注

腹部癌症的风险。

　　我有个患者，他在很年轻的时候，也就是30岁出头的时候就有了前列腺的问题。这在这个年纪是非常罕见的。这影响了他的健康，他不得不频繁去厕所，每晚至少要去六次。

　　我在他的两颗门牙上发现了一个固定齿桥，那是在一次事故之后安装的。这种固定齿桥阻止了呼吸时鼻腔区域面部小结节的微波运动，从而阻碍了左右脑之间的能量流动。我提醒患者注意这一点，他找到了一位很优秀的假牙技师，在齿桥后面安装了一个连接体[1]。之后他的前列腺症状就消失了。这个例子清楚地显示了牙齿与相应器官之间的能量联系，而且我不认为把固定齿桥改成带有连接体的齿桥，让下颌和脸部关节在呼吸的时候可以重新活动，是什么歪门邪道。如果这样做依然无效，那么可能存在能量障碍。

1　义齿分活动义齿与固定义齿。固定义齿由三部分组成：桥体（齿桥，即假牙）、固位体（位于基牙之上，相当于桥基），以及连接桥体与固位体起固定假牙作用的连接体。——编注

当然，你也应该采取预防措施，通过相应的计划来保护你的免疫系统。

但你也应该注意：如果一种癌症出现了所谓的局部复发而不是转移了，那么癌症病灶就还在原来的地方，这对我来说每次都意味着：1. 有一个干扰场在起作用；2. 受到影响的相关经络可以表明它的位置；3. 传统的治疗方法没有找到病因。

补充一点：在我治疗的乳腺癌患者中，有70%的人胃经上有一颗死牙。在发生了癌症的情况下，必须拔除这样一个引起混乱的导火索，并用其他方法填充牙齿的空隙，例如用齿桥或植入物（之前要对其耐受性进行测试）。并非每颗死牙都是危险的，但如果这颗死牙处在一个受癌症侵袭的器官的能量经络上，那么就必须拔掉这颗牙！

关于癌症的问题，我还得出了一些其他的结论，如果伴侣死亡或失踪，有一些女患者会因为悲痛患上乳腺癌。如果她们能够应付她们的悲伤，她们就可以治愈疾病，不会有残留，也就是说不会复发。

胃癌的背后往往潜藏着心理—情感层面的问题："我胃里有块石头。"许多人会这样说。但这也可能是因为食物不耐受，或者是精神层面上尚未解决的冲突。我们必须深入研究这个问题，而不是一出现症状就开始服用PPI，这样有可能激化患胃癌的风险，因为这其中的病因已经被抑制了许多年！我们应该系统性地刨根问底，寻找导致根本问题的原因。在与严重疾病的斗争中，我认为我们医生不应该想着尽可能多赚钱——比如像治疗癌症那样——而应该想着如何预防癌症。但是在一场足球比赛之前，90%的广告都是有关于药品的，这难道不令人惊讶吗？广告里说你所要做的就是服用XY药品，它会给你幸福，保证你可以规律排便，还可以缓解你的头痛。

获得免疫系统的支持

每个人都可以自己使用"健康三部曲"的方法，这不会有坏处。它可以增强免疫系统，对每个人都如此。此外，我们的防御系统也可以通过摄入相应的顺势疗法球蛋白来获得支持。

如果要治疗调节管理层面的症状，我会开出低效用的球蛋白。如果是在心理—情感层面应用的时候，我会使用中等效用的球蛋白。我在精神层面上使用高效用的球蛋白。

顺势疗法药物可以改变表观遗传学，增加和减少酶，并且影响到代谢过程。例如在抑郁症的情况下，我可以通过顺势疗法药物来刺激血清素产生，并使用高效球蛋白解决头脑里的问题。

如果调节管理系统一切正常，它就可以发挥自己的作用（详见本书第六章相关内容），然而在这一点上我也必须说明，表观遗传学还没有得到充分的解释。生物学和医学仍有很大的研究空间。

同时还有一种趋势是不再求助于医生，例如，使用自我优化的应用程序和检测来取代医生，对血压值、脉搏值、总血值和遗传参数进行评估，以推荐营养补充剂、药物或其他检查。

然而如果表观遗传学的作用模式能够得到进一步的阐明，人类与人类的治疗艺术家肯定会取得更为辉煌的成果。我坚信这一点。

关于食物不耐受

部分人群对某些食物不耐受的趋势总是在不断增加。是否存在这种不耐受现象，以及这种现象是如何表现出来的，可以观察到三种不同的反应。我想以麸质不耐受症（也称为乳糜泻）为例向大家说明这一点。有1%的德国人会对小麦、黑麦、斯佩尔特小麦、燕麦和大麦中的黏附蛋白产生反应，出现疲劳、乏力、慢性鼻窦炎、抑郁或克罗恩病的症状。这一现象越来越显著的原因是，为了确保全世界人口的食物供应，我们种植了更为多产和高大的谷类作物，其谷蛋白的比例比原来的谷类作物高得多。此外，谷蛋白中的基因数量要比我们人类的基因数量多。结果并不奇怪，正如马萨诸塞州总医院的胃肠病专家阿莱西奥·法萨诺（Alessio Fasano）教授发现的那样，要消化如此复杂的物质可能会给我们带来一些问题。如前所述，我们有不同的免疫系统：免疫球蛋白IGG是我们的巡警，免疫球蛋白IGE是我们的刑警，我们还有GSG 9，也就是我们的杀手细胞（T细胞）。

麸质不耐受的三种形式

在食用含麸质的谷类食品时，典型的乳糜泻会迅速激活自己的杀手细胞（T细胞）。这种不考虑身体硬件的特殊的干预力量，会破坏肠黏膜。这种激进的乳糜泻形式在婴儿期就已经显现出来了。根据生长缓慢和腹胀的症状可以得到相对较快的诊断，并通过改变饮食进行纠正。

第二种类型就是所谓的面包师哮喘[1]。症状会在麸质粉尘

---

[1] 一种职业性哮喘，因每天接触面粉而高发于面包师这一职业。——编注

被吸入的时候出现，身体里的刑警会出动。

第三种类型是最为常见的，是IGG引起的食物不耐受。这不会致命，但是会经年累月地消耗我们体内保护我们的"警察"，削弱我们的免疫系统。

在所有的慢性病例中，我都提倡将IGG引起的食物不耐受试验设立为标准化的检查。

通过发现健康水坝上的漏洞，然后改变患者的饮食，我们可以帮助许多人。不仅仅是对麸质敏感的人。牛奶、鸡蛋、坚果和草莓等食物也会引起人的不耐受症。人们通常在食用某种会让身体发出警报的食物两三天以后，才会感觉到这一点。几乎没有人会把这些症状和食物联系起来。这是怎么回事？

我曾经有一个患者，他的妻子不和他共用卧室，因为他打呼噜很响，还总是犯鼻炎。我发现他有IGG引起的麸质不耐受症，就建议他把所有含麸质的食物都从自己的菜单上抹掉。结果就是他不再打鼾了，妻子允许他回到共用的卧室里。然而不久之后他又恢复食用之前喜欢的饭菜，同样的现象又出现了。他很快就又改变了自己的食谱，他不想再被妻子赶到客房睡觉了。

我还帮助了一位来自斯图加特的22岁女性。如果她吃面包，她的大腿就会肿起来，达到原来的两倍粗。为了解决问题，她在出门的时候会穿最紧身的连裤袜。只是当她晚上脱衣服的时候，男人们都会感到惊讶，因为谁也不能解开她绷紧的连裤袜。无论是因为她的大腿肿胀，还是因为她为此感到羞耻，现在事情都已经解决了。事实上是我们发现她患有麸质不耐受症。她改变了饮食习惯，今天她的腿非常纤细，她肯定已经有了新的男朋友，因为这个女人很漂亮。

还有一个例子：我有一个做专利律师的朋友，他是一名出色的网球运动员。但他在每场比赛之后都感到背痛。我在诊所里给他做了一次检查，发现问题并不在于他用力不当。不，他是食物不耐受症。他的身体对鸡蛋过敏。他早餐的时候习惯吃煮鸡蛋。自从他早晨不再食用鸡蛋，他打起网球的样子就像个年轻的神一样，而且他还不断给我介绍新的患者。

大多数情况下，我们不能或不再能耐受的食物都是很基本的食物，比如鸡蛋、奶制品、酵母和谷类。因为我们至少每两天都会吃一次这样的食物，所以这样的恶性循环可能已经持续了好几年，甚至是好几十年，这样的话情况就会变得愈发严重。例如在亚洲度假的时候，我们经常不得不应付没有面包、鸡蛋和奶制品的情况，因为国外的饮食习惯不包括这样的食物，许多人才会怀疑他们的症状可能与饮食习惯有关。但许多人也认为他们感觉更好是因为他们在度假，因为他们在宜人的气候里感到特别放松。

自我测试：我是否对某些食物不耐受?

如果你有肠胃问题，那么可能是这些问题：

* 便秘或腹泻

* 某些食物引起的腹痛

* 其他消化问题

* 大便经常不成形

* 出血或饱胀感

这些都是食物不耐受可能会有的症状。此外，反复的背痛也表明肠道部位存在干扰场。

如果你想确认自己是否食物不耐受，你可以通过比如微生态研究所的"Imupro 300"测试或"Kyber Plex 144"（www.mikrooek.de）来进行检测。在我看来这些都是最好的测试，但你需要医生的帮助，因为你需要大约10毫升的血清来进行检测。

更好的是去看一位专业的医生。他可以更清楚地为你解释检测结果，并为你制定食谱。最后如果有些别的食物可能更适合你的话，你需要知道这些特定的食物有哪些替代品。

同时，你需要保护菌群以改善你的微生物。你需要根据自己的敏感程度来慢慢增强你的免疫系统，而不要操之过急。这一点要靠具有免疫效果的细菌来做到。在我的诊所里，我会使用共生菌1号（Symbioflor I）和共生菌2号（Symbioflor II）。此外还有Omniflora（乳杆菌制剂）、Mutaflor（大肠杆菌尼氏制剂）、Colibiogen（大肠杆菌活菌制剂）几种制剂。最后我总是会使用一种用排泄物制成的自身疫苗，原料就是粪便，每天在特定的时间注射，这也能增强免疫系统的耐受性。

预防肠漏症

食物不耐受会削弱我们的防御能力，也会导致所谓的

"肠漏综合征"。顾名思义，这种疾病的原因是长时间的肠道炎症导致的肠黏膜损伤，这种渗漏现象会导致过敏与自身免疫性疾病：如果身体的防御系统感到疲劳，转而与自身的组织对抗，就会增加患风湿和桥本氏病等自身免疫性疾病、抑郁症或癌症的风险。这一情况甚至可能会导致几乎所有的严重疾病，这取决于每个人的弱点在哪里。

不幸的是，很少有医生能够指出这种联系。肠漏综合征本可以得到很好的治疗，例如，乳酸菌和嗜酸乳杆菌的组合可以使肠黏膜上的小孔自然封闭。

风湿病不会遗传，但是风湿病的前提条件会遗传。
或者不如说是食物不耐受的前提条件会遗传。

如果我们开始改变我们的食谱，避免不耐受的食物，我们的身体就像是在度假。它可以自行恢复，重建自己的免疫系统。我们对自然肠道细菌的微生物环境应当给予支持性的护理。然而正如我们已经讨论过的那样，总是会出现"不可逆转点"。因此，在这一进程开始的时候就阻止它是非常重要的。

我们身体的警告信号可能会指向两种故障：过度活跃的

免疫反应，由炎症引发的症状。如果这两种情况持续太久，健康的水桶已经漫溢太久，就会引发关节病或癌症等退行性疾病。这些疾病表示：现在真的或者马上就要越过"不可逆转点"了！

因此，我不厌其烦地提醒你们要保持敏锐：请自己对反复出现的症状刨根问底，不要让它们造成退行性的损伤。问问自己："这是什么？什么东西会打乱我的平衡？"如果你现在一点想法都没有，也许可以阅读本书第43页及其后，以及第七章的相关内容。在那里我试图整理出不同类型，以及致病的心理—情感信念的一个简单的顺序，我在这方面的灵感来自传统中医。

关于心脏病

心脏病是我的许多患者最关心的问题。他们来找我，是因为他们在网上或专业书上发现我是一个研究毒毛旋花苷的专家。

毒毛旋花苷是一种天然药物，可以使心脏活动恢复正常，提高心脏功能。但你肯定可以想到，我不仅仅是给患者开毒毛旋花苷，这违背了我的哲学，我要先探求原因。

我治疗各种形式的冠状动脉问题，从心动过速（也就是心跳加速）开始，到心律失常、心力衰竭、心绞痛。这是由心肌暂时性血流紊乱引起的胸痛发作。如果要使用标准药物，这种症状通常与冠心病有关，可以开降压药（β受体阻滞剂）、血液稀释剂、降胆固醇药和引流片。

但如果一位男性服用β受体阻滞剂，他往往会无法勃起。因此他们中间的许多人都在寻找替代品，而新患者的第一个问题往往是："你能不能帮我开点植物性的药物？"然后我会解释说，药物不是引起他问题的原因，每一个症状背后都隐藏着一个"为什么"的问题。

为什么我的心脏会出问题？学院派的医生通常不会深究这个问题，而是机械地开出处方。心动过速的情况经常是由牙齿或牙套中不同的金属填充物引发的。如果不纠正这种干扰场，我们在调节管理层面可能会遇到的症状就不会消失。智齿发炎或第五节胸椎移位也可能会导致心脏问题。后者可能是由抱起孩子或者提起沉重的行李时错误的动作造成的，也可能是由运动事故造成的。做这些事情会有帮助：使脊椎对齐，例如使用针刺疗法。

此外，心脏病患者在心理—情感层面上也会遭受所谓的"心脏焦虑症"。他们很容易就开始和自己搏斗，缺乏自信，并且往往对爱有着强烈的渴望。如果不消除这种恐惧，就算患者服用再多药物，他的症状也不会有任何改善。

慢性炎症比如肠道炎症也会导致心脏问题。慢性炎症导致横膈膜无法下沉，胸腔慢慢变窄，压迫心脏。如果有人因为运动不足而超重，这也会给他的心脏带来负担：他的氧气摄入量太低，会给他的心脏活动带来负担。

在这种情况下，学院派医学试图用药物建造起一条隧道来跨越这些危险的地点。但如果要实现真正的治愈，我的唯一方法就是找出病因并加以治疗。

重拾生命的乐趣

我举一个例子：一位80岁的老人来找我，因为他经常感到晕眩和身体不适。我问他吃什么药。他提到了共计16种药物，包括3种血液稀释剂和3种不同的降压药。我惊讶地自问，为什么医生要让他把血压降得这么低，几乎要超出了低压正常值？

他向我解释说他被诊断患有动脉硬化症，这是一种钙和胆固醇在心室血管上的病理沉积。这是一种慢性炎症过程，它的进程会贯穿人的一生，首先导致血管变窄，随后通过血凝块或其他血栓（如脂肪或钙排泄物）导致心脏病发作或中风发作。但是如果你身体一个地方的血管变窄了，你的身体要怎么做才能保持狭窄血管另一端的血液供应呢？它需要压力来泵血。但如果我用三种药物来降低血压，我的常识告诉我这是没有益处的。在这种情况下，最好是设置经典支架或旁路以平衡这些症状，但不能为一个症状开出三种药物。

"这是怎么回事？"我继续追问。他的解释是：他找了三个不同的医生，每个医生都给他开了不同的药物，因为这些医生只管开药。我建议他首先只服用一种血液稀释剂和一种降压药，然后给他开了毒毛旋花苷来提高他的心脏功能。这种疗法持续了一段时间以后，效果就显现了出来。这个患者是一个非常典型的案例，展现出了一般患者是如何对待他们的症状的。为什么会这样？因为许多医生只会看数值。但一个80岁的老人不可能像一个40岁的人一样有120mmHg的血压值。由于年龄的原因，他的血管不再那么有弹性了。我应该考虑到这一事实，而不是简单地遵循一个数值，那只是——为了保证医疗安全——一个平均值。因此，在我看来，老年患者有高血压的症状没有太大问题。因为不去处理这种症状可以提高患者的生活质量，而不是服用这些标准药物，使人感到疲劳。

我也帮助过许多其他的心脏病患者，因为我不仅敢于给他们注射毒毛旋花苷，而且还试图让他们重拾生命的乐趣。要做到这一点，你必须有勇气接受高于医学平均值的血压，但这并不意味着只是不管不顾地给患者注射毒毛旋花苷或是其他心脏药物。

不，患者也必须采取行动。比如改变饮食习惯。此外，多运动与良好的睡眠也是很重要的因素。作为一名医生，我必须特别关注血液的流动特性，这可以通过红细胞比容值来读取（女性和男性的正常数值见下页）。当然不仅是我，患者也必须有信心。我们都知道跳探戈是两个人的事情。所以问题是，哪一个更重要：是让我被血栓或血压升高的恐惧所控制，接受那些令我感到压抑的药物，这些药物通常只会让我迷迷糊糊地度过余生——还是说我要冒一点风险？

我的数值在安全区域吗？

红细胞比容值告诉我们自己的血液是否仍然在健康的范围内。它可以展现出血液的流动性，这由血细胞和血小板在总血液中的百分比决定。例如，如果血液中的液体部分由于暴汗、腹泻或缺乏液体摄入而减少，红细胞比容就会增加：血液会变得更加黏稠，流动会变得更加缓慢。血栓或中风的风险就会增加。

在我看来理想的数值是：

> 女性的红细胞比容值在38%~40%，无论处于什么年龄段。

> 男性的红细胞比容值在40%~42%。

我认为这个范围内中风的风险通常很低。如果女性的数值超过43%，男性的数值超过46%，我会采取行动。

如果对方是老年人，我认为140~150mmHg的高压值也是可以接受的，低压值以不超过95mmHg为宜。如果患者在测量血压时感到不安，他的血压会自行升高。这一点也必须考虑在内。

当然，在急性发作期我必须开出降压药，如果血压持续过高，这种药物也是必需的。但患者经常会出现血压波动，并经常会通过自我调节使得数值回归正常。那么为什么他们还要长期服药？

必须有人引导他们完善自己的调节管理系统，我们必须要一起来调查原因。

在这方面我不同意医学指导方针，这种方针主要是由制药行业赞助的。他们只想卖药。如果我把一个僵硬的系统强行安置到人们身上，那我认为这就与疗愈没有什么关系了。

过于黏稠的血液也会使血压升高。为什么？太多的血细胞不再单独漂浮，而是像纸币一样卷起来，不再能那么容易地通过毛细血管抵达细胞，为细胞提供氧气。因此身体会自行增加压力，以便推动血细胞。

细胞中氧气减少的结果是：身体会感到疲劳，产生过度酸化，然后血管肌肉僵硬，所有这些结果都会导致血压进一步升高。

血液稀释剂不能解决这个问题：它们只能防止凝血，但不能使血液变稀。对于心血管患者，更好和更有效的方法是放血。在这一操作中，患者需要被抽取不超过250毫升的血液。同时注入250毫升的生理盐水以保持液体体积，但减少细胞含量。这种并不循规蹈矩的做法不会直接刺激身体产生新的血液，而是会起到相反的作用。

如果你的数值依然还在上述可忍受的范围内，你就可以不用血液稀释剂，在我做医生三十年的从业经验中，在这个范围内的患者们没有一次跟我抱怨过心脏病发作。

此外，我还会建议大多数心脏病患者使用"去酸化疗法"（见本书第212页"要素2：碱性食物"一节，及第十章

第2小节）。我认为你也可以改变你的饮食习惯：比如动脉硬化症，这是一种钙附着在血管上的慢性疾病，它只发生在患者经历了永久过酸化的情况下，只要减少动物蛋白的摄入，制订以碱性食物为基础的饮食计划，这种情况就可以得到控制或预防。

此外，原始人不会得动脉硬化症。这是文明社会的疾病，可以通过少吃甜食、少吃肉、多运动来控制，同时也要远离这样的想法：我吃了一片药，所以一切都会好起来！

第六章　例外情况
——地球病理学与高敏感人群

有些患者的身体几乎对任何事物都有反应，有些患者的身体几乎对任何事物都没有反应。如果你用针刺后面这种人，他们的注射部位周围甚至不会出现发红的区域。这类患者通常也不怎么敏感，这意味着他们几乎不会感到疼痛。在这种情况下，就存在着所谓的调节管理层面的阻滞：这些人的身体只有在非常疼痛的时候才会有所感受。

如果一个人只对强烈的刺激有反应，那么治疗他并不容易。如果他对刺激疗法没什么反应，那也很难找到干扰场的位置。这通常是因为这个人多年来一直受到外部环境中某种干扰场的影响。在这个过程中，他开发了一种敏锐的"茧"，以此来保护自己。

这些干扰因素可能是什么？比如说，这个人许多年来一直暴露在某种地球病理学的干扰场或电磁波中。这可能是附近的发电站或高压电线杆造成的。

为了了解关于这些情况的信息，我会问这样的问题："你出门旅行或是度假的时候，情况会有所不同吗？"如果是这样的话，那么这些问题的根源可能就是家里的床位于一条水脉上或者一个十字形网格上，也就是位于一个地球病理学的干扰场上。调节监管机制受到阻滞的人们认为这只是身体不适，而高敏感人群则对地球病理学的干扰场反应极为敏锐——可能会感到头痛、背痛或恶心。

什么是地球病理学？

地球病理学研究地球射线对人体的致病作用。这门科学的基本观点是：如果人们定期或长期暴露在水脉、地裂缝和全球电网这些辐射场中，就会因此对健康产生负面的影响。

从根本上讲，有一个复杂的能量场网络环绕着地球。这些能量场在天地之间创造了一个均衡的电压场，我们在谈论精神层面的时候简单提及了这个问题，也就是"地点之灵"。地下水脉、地裂缝、地质断层和全球电网也会产生电磁场，它们不同的波长可能会导致地球磁场形成干扰区域，从而影响到人类、动物和植物的生物磁场。

动植物对辐射区域的反应尤其敏感。例如，狗从不在受辐射的地方待太久。马和牛的圈棚如果不能避开某些干扰区域，它们就会生病。然而引人注目的是，喜欢射线的有毒动物如蚂蚁、蜜蜂或蛇可以作为一种特殊的治疗药物。例如，蚁酸和蜂毒可以缓解风湿病，蛇毒可以治疗炎性疾病。

小心电磁波！

包括电台、移动信号发射器、无线电话、手机、微波炉，还有用于电脑和手持电子设备的无线局域网，都会影响到我们的健康。我们周围布满了电磁波。如果我们在电台、移动信号发射器等附近生活和工作，电磁波就会充满我们周围的人工电场与电磁场，像空气一样包围我们。

为什么射线会使我们生病?

褪黑素是控制我们免疫系统的一种非常重要的激素。这种物质主要由大脑里的松果体在夜间产生。它调节生物节律，保护我们的细胞免受自由基的侵害。

在干扰区的影响下，松果体的功能会受到严重干扰，褪黑素的形成受到限制。这会削弱免疫系统。如果人们没有发现干扰区是身体防御能力减弱的原因，那么重大的疾病就可能会从最初无害的症状发展而来。

作为一名以治疗艺术家自诩的医生，如果我发现头痛或背痛可能是由一处辐射场引起的，我就会建议患者进行一次现场调查（例如调查睡眠地点）。这项工作应该由一位地质病理学家来完成：他可以用两种不同的测量和分析方法测量地球射线（你不能消除这些射线，只能使它们转向）和电磁波（你可以改变它的方向，也可以关闭它）。

过去我也在患者的家里做过这样的调查。但当我注意到我就算在业余时间也会受到来自这些干扰磁场的负面辐射的时候，比如在某个地方我的头发真的是像山一样竖立了起来，我就停止了这种调查。这是一种对疾病的预防措施。

如果你在读这些段落的时候感到有一条水脉正在影响你

的肌体，你可以把你的床移动30厘米。如果这没有用，你应该请个地质病理学家过来。地址可通过地质病理学家专业协会找到：www.geopathologie.de。这些专家会告诉你应该把你的床安置在哪里。

有时候搬家也是有必要的。我亲身体会过地球病理的干扰区能带来什么后果。

我们搬进新家几个星期以后，我每天早上醒来的时候都感到颈部僵硬。一开始我总觉得我是因为睡在敞开的窗边，吹了风导致的。过了一段时间，我让妻子和我换位置睡。事实上，几天以后我早晨的颈椎问题就解决了。

但几周以后，我妻子醒来的时候总是会头痛。我后来在一次检测中发现，原因是一处双十字形网格。我们可以在房间里把床大概移动30厘米，这样我们就不会在晚上暴露在这种负能量之下。从那时起，这些早晨的病症对于我和妻子就成为过去的事了。

负辐射可能是引起慢性病的一个原因，我们也必须考虑到这一点。我们每天睡八到九小时。负辐射阻碍了再生过程，肌体无法得到休息，激素的产生和消化都会受到影响。

著名医生费迪南德·绍尔布鲁赫[1]博士告诫我们："不要一直躺在同一张床上。"他在一位患者做过癌症手术后出院的时候说了这句话。这些事情也很有可能会发生在你身上，即使你不相信存在地球射线。

干扰区域及其影响

水脉（地下水道）

★头痛

★痉挛

★持续性疲劳

地裂缝与岩石裂缝

★焦虑状态

★皮肤病

★神经系统疾病

★神经痛

---

1 费迪南德·绍尔布鲁赫（Ferdinand Sauerbruch，1875—1951），德国医生，20世纪最杰出的外科医生之一，胸心外科、皮肤移植和颌面外科先驱。——译注

断层

★ 无端的争吵欲望

★ 易怒

★ 情绪低落

★ 抑郁

库里网格[1]（辐射区域的网络系统）

★ 甲状腺疾病

★ 肾脏疾病

★ 瘫痪

★ 糖尿病

★ 囊肿

★ 抽搐

1　在地球病理学中，网格是一种地球射线、电磁场的分布机制，这些网格的关键点（网格线的交叉点）可能会引起疾病。"库里网格"（Curry Gitter）是由德国医生曼弗雷德·库里（Manfred Curry，1899—1953）发现的，以约60厘米网格线宽、3~3.5米网格间距（两条网格线之间的距离）的网格覆盖全球，与地球经纬线成45度角，故又称"对角网格"。库里网格的射线强度会受潮汐变化影响，满月时最强，新月时最弱。地球病理学认为，网格的交叉点，或与其他能量场如地下水脉的交叉点，就是对人体有害的关键点，应该避免这些关键点与我们日常睡眠或工作的地点重合，否则可能会引发身体的不适或疾病。——编注

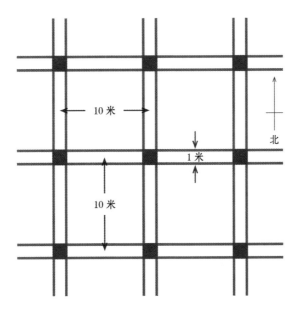

10米网格示意图（灰色方块为网格交叉点，即致病区域）

10米网格[1]（以辐射强度计算）

★ 免疫系统紊乱

★ 癌症风险

1　10米网格（10 Meter Gitter），即以10米网格间距为一个致病区域（网格交叉点）的网格系统，它的网格线宽是1米，也就是说，以一个网格交叉点为原点，向上、下、左、右四个方向各10米的距离为临界交叉点，每个网格交叉点的面积为1平方米，人体应避免与这个区域重合。——编注

指尖感受与高敏感人群的持续性

在简单介绍过地球病理学的内容后，我想再详细谈一谈高敏感人群。这些人不仅仅对地球病理的干扰场反应强烈，他们的身体还能与一切事物产生共鸣。他们只需要看到一个农民给自己的苹果树浇水，就会无法正常呼吸，如果把房间漆成某些颜色，他们就会头痛，或者是，如果他们觉得啤酒节上使用的酒杯不干净，他们的嘴唇上就会长出疱疹。

还有一些人的身体只对挥发性的化学物质——例如香水、香烟或溶剂——有反应，并会出现相应的植物性症状，例如哮喘发作、出汗、打喷嚏、皮疹、惊恐发作、癫痫发作、膀胱激惹[1]。身体通过排毒器官（肺、皮肤、肠道、膀胱）发出信号，表示现在有某些东西对它来说已经过量了。人们在日常生活中会用"我的灵魂出窍了""它让我喘不过气来""我想要呕吐""这东西让我反胃"这些表达来形容。

这种现象在专业术语中被称为多重化学敏感性（Multiple Chemical Sensitivity）。这样的人很快就会生病，因为他们的

---

1 膀胱激惹征，即膀胱刺激征，其症状为尿频、尿急、尿痛等，也叫尿道刺激征。——编注

调节管理层面和心理—情感层面都没有保护墙。

这些人的系统对所有刺激都不会进行过滤——无论是化学刺激还是色彩刺激，甚至只是他们在广告或海报上读到的观点和文字。解决他们的问题是非常困难的！因为你必须在调节管理层面、精神层面和心理—情感层面上建立起一道天然的保护墙。

这些患者中有许多人都在接受学院派医学的抑制疗法，因为他们的身体对许多刺激都会反应过度。身体会立刻在所有层面唤醒一连串的动作：情绪爆发与暴汗，通常伴随着炎症反应与防御反应。这就是例如利他林[1]或可的松之类的药物试图解决的问题：可的松是最流行的抑制疼痛、皮疹和炎症的药物之一。但这并不能解决问题！

患者越是接近高斯正态分布的两端，就越会被经常使用可的松来抑制反应，并被判断为高敏感人群。也就是说，那些对任何事物都不再有反应的人和那些对一阵微风也会做出反应的人，被混为一谈了。

高敏感人群很难建立起一种天然的防御力量，因为他们

1　利他林是一种中枢神经系统兴奋剂，用于重度抑郁症或躁郁症、嗜睡症等，在全球范围内都受到不同程度的管制。——编注

对一切事物都会做出反应，而防御力量的出现需要人们将自己暴露在刺激之下。如果我立即就能做出多种反应，我必须让身体在一段时间内处于休息状态，否则它将失去再生的能力。

但是，替代医学与刺激疗法的结合会起到作用。顾名思义，刺激疗法是指用刺激物（例如用天然细菌、针、冷／热刺激等）来治疗身体的方法。然而在高度敏感的情况下，最轻微的刺激也足以引起连锁反应，因为这些人什么刺激也无法容忍。

这些人通常是在年轻的时候被剥夺了许多东西，在他们的教育里，只有不被允许，他们没有说"不"的权利，比如在泥土里玩耍也是不被允许的。在精神上，这些人也很少会去想，到底什么东西对于他们是好的，什么是坏的。这些人中间的绝大多数，认为生活和人际关系都应该像好莱坞电影一样——轻率而充满快乐。

如果我想要改善他们的健康，我就必须找出他们的干扰场位于哪个层面，然后谨慎处理这个层面。如果要使用微生物学的方法，我只能使用进阶共生菌制剂（Pro-Symbioflor），或大肠杆菌活菌制剂，让他们的肠道在几周或几个月后开始学会忍受刺激物。这么做的目的是要训练身体对挫折的容忍度，让他们认识到在生活中不仅有高潮，也有低谷，有各种各样正面和负面的影响。

我还必须训练他们的防御系统，同时让他们远离刺激。这是一个漫长的过程，并不总是会取得成功，因为许多人无法坚持下来。你可以想象你要把一只动物放归自然。这是一个很好的比喻。我曾经在婆罗洲的一个大猩猩营地看到过，人们要把圈养的成年大猩猩放回到自然环境中是多么的困难。许多动物还会回来，因为它们在养殖场里比在野外更容易得到食物。我发现它们也存在高敏感的问题，也患有慢性疾病。

许多人最终会重新服用可的松片，或是开始服用可的松片，尽管他们知道应该做的是限制糖的摄入量。

这需要他们非常自律，但他们也有可能痊愈！我举个简单的例子，如果有人害怕坐飞机，那么他必须慢慢来，以减少登上飞机时的痉挛。雅各布森的肌肉放松法（见本书第211页）是一种很好的治疗方法。当飞机处于颠簸状态的时候，在进一步的训练中，这种方法有助于防止惊恐发作。

但还有更困难的情况：

我们年龄越大，进行这种"再教育"就越困难。

25岁的时候，我们的身体开始在调节管理层面上衰退。同时随着时间的推移，旧有的生活模式、表达个人信念的句子和坏习惯会越来越引起我们的注意。这会导致心理—情感层面和精神层面上的行为改变要花上更久的时间。总之，这意味着我们会越来越僵化。

竞技体育需要钢铁侠的身体

我们身体的目标是始终保持同样的状态，这样我们就不必不断地提高能量来维持平衡。高强度的竞技运动对身体来说不仅是在展示体力，还会给我们的免疫系统带来巨大的压力。这种情况一般发生在职业运动员身上，但也会发生在练铁人三项（游泳、自行车、跑步）和马拉松的业余运动员身上。

这些运动对肌体来说并不是很健康的行为，它们使肌体处于警备和例外状态。这并不意味着我反对运动，因为每一次锻炼都能提高我们的耐力。但是体育训练必须有系统性地进行，我们必须留意身体发出的警告信号。例如，易感染、反复出现的肌肉问题或由于电解质流失而引起的癫痫发作。

当然，竞技运动是一种技巧，是一种伟大的自我实现，但是——正如你们当中很少有人知道的——它们也是一种巨大的负担。

心理、精神和身体之间的协调是达到平衡状态所必需的结构。

运动员应该意识到这一点，如果他们在训练中已经感到膝盖疼痛了，他们就必须想一想是一场比赛的进球数量更重要，还是自己的膝盖更重要了。

是应该停止训练进行休息，还是去找医生打针然后继续参加比赛？每个人都要处理好自己的这些事情。在比赛之前要做出这种决定是很艰难的，因为人们已经为此训练了很长时间。

但正是在取得了这样好的体育成绩以后，人们的成绩会在接下来的几次采访后，或者之后几天内一落千丈。尤其是那些一路闯入奥运会的杰出人才。

基本上，在每一场以最高成绩为目标的比赛中，肌肉和肌腱都会受到过度拉伸，电解质和维生素会缺乏，人们必须在心理上接受成功或失败，可能还要改变旧有的行为模式。就好像你要用尽全力去向你的父亲证明你很擅长某件事情。因此人们才会产生赢得比赛、实现下一个目标的想法，而不在乎这是否会对自己的健康形成持续性的危害，或者是否会对生活有其他影响——也就是不计损失。

体育医生都很清楚这一点。他们给了运动员很好的支持，此外他们也可以给教练提供建议。但业余选手可能会将过高的雄心放在与他们的职业领域无关的地方，他们往往不知道这一事实，所以在自己的运动训练中也得不到任何专业支持。

长期以来一直都能取得成绩的人可以很好地保持平衡，比如职业足球运动员菲利普·拉姆。多年来，他一直没有受过任何重伤。他似乎不仅身体健康，而且心理和精神都很健康。当他决定退出国家队和巴伐利亚队的时候，他表现得非常果断。他清楚自己的极限，不受外界的影响。

对我来说，他是少数几个最为优秀的运动员之一，作为高水平的竞技运动员，他成功地保持在健康的区域内。很少有运动员知道什么时候该停下来。

许多足球明星最后往往会坐到替补席上，他们会吸毒、酗酒或挥霍掉所有的积蓄。因为他们唯一的自我认同来自体育比赛和它吸引来的观众的注意力，他们不相信自己的力量。他们还没有认识到，人不仅仅可以在某一个领域里坚持，而是也要拥有其他领域的技能。

你也可以有意识地——比如就像克劳迪奥·皮萨罗——接受替补球员的身份，因为你只是想过上美好的生活，这样你就不会因为你只是一个替补球员而感到沮丧，尽管你曾经是一个著名的守门员。他喜欢的是运动本身，而不是地位。重要的是要保持真诚，每个人对此都会有自己的标准。我们每个人都有自己的意识和自己做事的方式，如果我们对自己真诚，也没有人能够质疑我们。

第七章　自我评估

为了让你也能更加关注你自己和你的健康问题，我建议你进行自我评估。这有助于更清楚地认识到自己的健康状况。如果你知道你的神经投射点在哪里，你就能够更好地处理你的问题。所以我把问卷放在本书第96页，只需要安静填写两小时就可以完成。它会给你提供关于可能存在的干扰的有趣线索。

另外，我还想向你介绍一个心理运动学上的分类，摘自迪特里希·克林哈特（Dietrich Klinghardt）《心理运动学教科书》（*Lehrbuch der Psycho-Kinesiologie*）。它可以指出你的思考和行为模式，你在未来可以改变它们，甚至是那些你真的没有意识到的模式。你可以去找专家帮助解决未解决的冲突，改变旧有的行为模式。

六种类型与你的心理投射

1. 膀胱—肾型

    肾
    恐惧
    负罪感、无力、气馁、自我中心、失望、残忍且缺乏同情心、惊恐、易受影响、"我的肾不舒服"

    性器官 / 膀胱
    羞耻感
    意志麻痹、对爱的渴望得不到满足、感到受伤、缺乏耐心、自怜、害怕承担责任

2. 肝—胆型

    肝脏

愤怒

易怒、不满、缺乏行动力、缺乏认同感、情绪失控、唠叨、不肯退让、自厌、绝望

胆囊

回绝

痛苦、谴责他人、自怜、自我认知低、怀恨在心、无法做出决定、无法自立、受害感、喜欢操纵局面、虚假的骄傲

3. *心脏—小肠类型*

小肠

感到失落和孤独

被遗弃感、被拒绝感、被忽视感、缺乏安全感、亲近感、母爱的温暖与接触、缺乏信心、被剥夺的爱、隐藏秘密

情感意义上的心脏

突然的震惊

破碎的信任、失落的爱、对爱的渴望、缺乏自爱、受到伤害、旧日的爱、不值得爱、悲伤

4．肺—结肠类型

肺

长期的悲伤

悲伤、求之不得、缺乏生存欲、缺乏自由、失望、绝望、无法
控制的分离、"我不属于这里"、"一切都被禁止了"、自我
认同不足

结肠

教条思维

完美主义、过分挑剔、控制欲强、强迫性、不知变通、愤世嫉
俗、吝啬、无法放手、占有欲强

5．心脏—甲状腺型

生理意义上的心脏

缺乏快乐

惧怕快乐、心狠手辣、感觉被利用、自我保护、狭隘、缺乏想
象力、官僚主义、固执和无情、否认对金钱和权力的贪婪

甲状腺

贬低

犹豫不决、感觉受到排挤、"永远都不会是我"、受压抑、被放弃、责怪别人、没有自我表现和成功的权利、"没有人听我说话"、没有希望

6. 脾脏—胃类型

脾脏／胰腺

自卑

自我惩罚、依赖、过度操心、依靠别人生活、"我不够好"、无法设立界限、感觉被拒绝、无法与人分开

胃

不喜欢／不接受

无力、意志破碎、负担过重、受到过高要求、怨气、憎恨、贪欲、厌恶、痴迷、永远无法面对事情（不能消化）、"我胃里有东西"

此外，就像我的大部分患者一样，你可能同时在几个层

面上有未解决的冲突，因为我们大多数人都是混合型。比如，一方面，他们觉得自己没有得到足够的爱（指向下腹部器官如膀胱型、小肠型）；另一方面，他们又认为自己必须控制一切（指向结肠型）。在这种情况下，像往常一样，我们需要抽丝剥茧，抵达核心的冲突，那才是主要的干扰场。

乍一看这好像需要大量的工作，但你可以通过心理运动学在更短的时间内揭示核心创伤，并消除旧的个人信念（见本书第42页"深入且有效：心理运动学"一节）。

第八章　治愈不会在一夜之间到来

如果一种疾病持续多年，比如说糖尿病，你就必须一生都使用胰岛素来支撑它。不能突然减少剂量。我们的总体健康和重归平衡的过程也是如此。如果你需要的不是在结构或调节管理层面上一瞬间的治愈——就算是这样，也需要之后再进行一两次注射——你就需要展现出耐力。

心理—情感的模式需要在四到六周内每天都进行重新编程。令身体去酸化或恢复微生物环境平均需要三到四个月。所以坚持是很重要的！否则我们重归旧有模式的风险是很大的，我们也有可能在治疗的过程中出现复发。

这意味着我们必须要有耐心——这是基本的前提——要为我们自己的健康负责。我们不能仅仅是派别人去做事情，而是应该把自己视为自己健康的创造者，并始终坚持这一前提。

只有那些思想和行为达到协调的人才可以称得上真正健康。我经常观察人们是否处于平静状态。人们的周围有着不同的气氛。我能感觉到这一点。

如果有人深入到了自己的核心部位，你就可以感觉出来这一点。与这样的人相处会很愉快。因为大多数人会感觉到康复的过程对他们有助益，他们想要更多地了解自己，变得更健康。对他们来说这并不是一种负担，而是一条使他们更接近自己的道路，他们可以借此找到自己的平衡状态。

当然也有人会说："我没有时间。"这在我眼里就是借口，仅仅意味着："我对这件事没有兴趣。"没有时间只是一种托词。为什么？因为他不想面对这个主题：他可能无法理解这些关联，他不相信这些关联，他容易陷入忧郁，或者他觉得美比健康更重要。

我曾经有个女患者，多年来一直受风湿病困扰。通过病史和检测我开始怀疑这背后隐藏着牙齿炎症。我给她的牙齿喷了四次局部麻醉剂，在这期间，她都能够重新把手握成拳头。

我建议她让她的牙医拔掉我发现的那颗牙齿，它就是主要干扰场。但她还没有为此做好心理准备。她更愿意在将来服用可的松，因为她太害怕拔牙，或者是太想维持美貌。我不知道到底是为什么。可的松并不会让人变得更漂亮，而是会让人变得浮肿，因为人们会因此在体内储水。而拔掉的每颗牙齿都可以被植入物之类的东西替代。

另一个例子：一个10岁的男孩久患鼻窦炎，我通过运动生理测试断定他摄入了太多的糖分。他的母亲向我证实了这一点。她告诉我，她儿子和他的朋友们早晨会去一个加油站碰头，然后去上学。这不仅仅是一个会面地点，它还是孩子们用零花钱买糖果的地方。当男孩听说他必须接受真菌疗法（Pilzkur），并用共生菌群（Symbioflor）建立他的肠道菌群（这样他就会自动对糖果失去兴趣）的时候，他找了各种各样的理由，就像他母亲后来告诉我的那样，他拒绝治疗。为什么？他担心如果他不再吃糖果，他最好的那些朋友就不会再接受他了。这些原因会阻止人们变得健康。我希望这只是暂时的！

甚至"其实"这个词对我来说也总是在暗示着患者确实明白改变生活方式是更健康的做法。他们知道这一点，却没有采取相应的行动。这种时候你什么也做不了，这个人不是真的（也许现在还是这样）想要改变。有些因素使他依然牵挂着旧事物。我也能接受这一点，不会再去后悔我年轻时的做法。我认为每个人都需要自己的时机，健康是不能被强迫的。如果我的患者想要进入一个新的意识层面，我就必须让他去这样做。我只能给人以动力。

但比起一个人"仅仅"出于预防性的原因来找我，来看看我作为一个自然疗法的医生在我的整体医学和找寻干扰场的诊所里会如何做和采取什么不同举动的时候，痛苦的压迫往往成为那些没有采取行动的人的另一种动力。

别做缺乏自爱的"专家杀手"

然而，也有一些人在我们这一行业里被称为"专家杀手"，因为他们总是从一个专家辗转去向另一个专家寻求帮助。

我不止一次有过这样的遭遇，案例总是相似的：一位优雅的女士，结了三次婚，来到我的诊所。我感觉她并不想改变自己的健康状况，而只是想得到一份书面文件，向她证实：是的，你的确需要别人的帮助和关注。

这些人关心的是他们可以从医生和治疗师那里得到的关心，因为他们通常很缺乏爱的经验，也缺少自爱，因此内心也并不具有强大的力量。请不要误解我，我不想在这里责备任何人，只是觉得提出这个问题也很重要。因为即使这样也能让你睁开眼睛，为你提供一些改变这种无意识的态度的动力。

为什么爷爷奶奶喜欢和孙子孙女进行皮肤接触？为什么亚洲人喜欢每周按摩一次，每次持续两小时？这些都是很好的做法，可以唤回生命的能量，帮助你感觉到你自己，并把你带进自己的核心。

所有这些都是外界在帮助你，在给予你关爱的表现形式。原则上，我们也应该关注自己。我们应该清楚自己的需求，这样我们才能够有意识地去满足它们。尤其是在我们感到不适的时候。

第九章
使四个层面保持平衡流动的预防措施

事实上，保持健康并不需要做太多的事。每个人都可以关注自己的健康状况，预防疾病。我想在不同的层次上再次向大家强调这一点。

例如，运动对于结构层面是有好处的，它有助于强化肌肉，使氧气得到吸收，二氧化碳被呼出。它可以去酸化，同时让我们保持更多的流动性。我们可以每天散步30分钟，做体操或做运动。

为了不给身体带来额外的负担，我们有必要事先进行检查：我们的目标是否正确？我们有没有一颗比其他牙更高的牙齿？我们的脊椎位置正确吗？我们的双腿等长吗？

如果有问题，我们应该先处理问题。例如你可以通过增高鞋来补偿功能性腿长差异。这可以纠正错误的体态，从而避免整个肌体形成错误的形态。

在调节管理层面，营养饮食发挥着非常重要的作用，我们的饮食计划应当保持平衡。此外，我们吃饭的时候应当细嚼慢咽。这种预消化措施可以起到支持胃肠道的作用。如果你的工作需要承受很大的压力，或是你从事大量的体育运动，你就应该非常重视碱性食物，因为这些食物可以去酸化，并减轻我们肌体的负担。

保持荷尔蒙平衡与保持偏碱性的饮食平衡（见本书第212页"要素2：碱性食物"一节）一样重要。经常出差的企业经理往往无法维持正常的性生活，因为他们在旅途中和晚上下班后都会非常疲倦。性行为就像一顿美餐，对于平衡荷尔蒙非常重要。尤其是患有前列腺肥大的男性，他们通常在很长时间内都缺乏性生活或伴侣间的爱抚。伴侣间的情调也很重要，例如，微笑、按摩、美容、赞美、邀请对方用餐和最基本的满怀爱意的关注，这些都能刺激到性激素。

某些特定的食物——尤其是在慢性炎症的情况下——也可以在调节管理层面上促进身体的平衡。例如木瓜和菠萝可以提高我们的酶水平，使得炎症更快地缓解。洋蓟、欧当归（也称独活草）可以刺激肝脏活动和胆汁流动，帮助我们的身体排毒。

此外，不间断地维护你的微生物环境也很有帮助。你不必使用像共生菌群那样的天然细菌的制剂，一种自然的方法就是早上吃一勺生腌酸菜，午饭前喝一杯酸奶，晚餐的时候吃一块正宗的法国罗克福奶酪（Roquefort-Käse）。这种方法坚持两到三周，就能够增强微生物，也就是以一种理想的方式增强免疫系统。

我们说过了饮食，现在再来说说牙齿：最重要的就是要确保口腔中没有不同的金属。只要听从这个建议，你就可以在调节管理层面上大大促进自己的健康。

在心理—情感层面上，要靠你自己一个人来进行预防工作往往不是那么容易。为了防止我们的"木桶"漫溢，你应该承认你所有的感受：悲伤、愤怒、喜悦……不要压抑这些感受。这种情况经常发生：因为你扮演了某个角色，或者某种特定的感觉让你觉得不适，或者是你在父母的家里不得不压抑自己的愤怒，甚至已经成为一种行为模式。与其把这些感受埋藏起来，不如接受它们的存在。当然，是在某种程度上。因为如果我总是感到愤怒，那么就说明我很难容忍我身处其中的环境。允许悲伤的存在也是很好的，因为只有这样，快乐才能够进入到生活中。

此外，我认为从事某种创造性的活动也很重要，比如绘画、舞蹈、唱歌、做音乐，这样我们脑子里可以不总是在想我们的工作，这些活动也会给我们带来快乐。看电影、看展览都会刺激到我们的感官，激发我们的感情。我们也要走进大自然，坐在公园长椅上有意识地欣赏自然之美，并从中得到快乐。这是我最喜欢的活动之一。对于那些很难放手去感受的人，我非常推荐树木冥想（Baummeditation）。

如何进行树木冥想?

这种冥想有助于你同时接近自己的感觉和自己的精神。你们都可以试一试，因为这种练习会给你带来难以置信的力量和宁静。你要在这几天里在你家附近找一棵树，你要说：这是我的树，我要把一切都讲述给它，我要吸收它的能量。然后看看你的树是什么样的，就像你选择男女朋友的时候一样。

一棵树在冬天和夏天看起来会很不一样。如果我拥抱它，我就能感觉到它的能量。我也许可以听到风是如何在它的枝叶间嬉戏的，听着树叶的窸窣声，想一想它要告诉我什么。它也是一个很好的倾听者，我可以敞开心扉把一切都告诉它：它倾听着我，不会立刻就反驳我。有多少人因为破坏性的沟通模式已经无法和家人交谈了？又有多少人因为听到周围环境的声音而得了重病？这种事情还在发生！谁会想要对一个无视真相的人讲述自己的忧虑和恐惧呢？这些人不想给别人增加负担，所以他们就退缩回到自己体内，不再谈论那些灼烧着他们灵魂的问题。

他们可以把这一切都讲给一棵树。许多次我都发现，那个人突然找到了信任自己伴侣的力量，从而可以更从容地面对逆境。

一棵树将自己的生命能量赋予患者。尤其是癌症患者，他们的疾病往往具有紧迫的时间限制因素。所有人都能够感受到这种生命能量。如果你养猫或是养狗，你也可以和你的宠物一起做这些事，告诉它你在哪里碰了壁，是什么让你感到压力、悲伤、烦躁、逾越……

一个提示：这棵树应当尽可能离你的家有一公里的距离，这样你就得步行去那里。最好一周去一两次，或者是在你遇到紧急问题的时候过去。比如说你面临一个艰难的决定，或者与你的恋人或上司发生了冲突，你就可以去找你的树，可以躺下来问问自己：如果我做了这个决定，如果我离婚，或是如果我变得更健康，我会有什么感觉？这样的问题可以给精神层面带来触动，并因此能够感受到与之相关的能量。

顺便说一句，你选择的到底是哪一棵树——比如是橡树还是柳树——是有区别的。你会感觉出哪一棵树更适合你的，因为它的正能量会影响到你，使你感到被人亲近、被人接纳。

正如已经说过的，这个练习也可以帮助你进入你的精神层面：你会追问精神世界中的事物，并可能使你自己从过度的拘束感或困扰中解脱出来。这很简单，你可以反复验证你是否总是对一个想法念念不忘，问问自己你是否想留住它，还是说你也愿意有其他的想法，这样你就不会再有精神上的阻碍，或是可以打破现有的阻碍。

顺便说一句：总是与同一个人来往，总是抱有同样的心态的人可能无法解放自己，走自己的路。也就是说，你应当经常丰富你的周边环境，去结识新朋友，或与他人进行富于刺激的交谈。这也可以帮助你预防慢性疾病。无论你是个社交爱好者还是个独行侠，你都需要了解另一种视角，就像男人也应该看到并承认自己身上存在女性化的一面，而女人也应当看到自己男性化的一面。这有助于创造一种精神和情感上的平衡。

多管齐下可以达到目标！你应该促进自己的肌体、饮食、认知、心理和精神的发展。

以下五个健康参数也很有帮助。它们可以支撑我已经讲过的问题，并在某个具体的点上给你提供更充分的动力与进一步的提示。

重要的健康要素

要素1：放松

放松的作用非常重要，因为所有四个层面都可以在这个问题上得到相互交流。此外在我们这个时代，没有比压力更大的挑战了。

压力是后现代主义的弊端，数字化、科技化与我们日常生活的多面性助长了压力。我们要面对无数的电子邮件、社交媒体信息、电话、工作，以及私人待办事项、决定、要求。是的，通常我们在睡觉之前最后放下的就是手机，在早上醒来的时候最先拿起来的也是手机。世界和网络从不睡觉。现在如果有人在晚上醒来，他很少会喝上一杯水，而是经常会看看手机，看看他不在的时候发生了什么事。一切都在变得越来越令人不安，越来越刺眼，越来越吵闹。

我们的大脑并不是为这种刺激流而造的。大脑诞生于灰暗的史前时代，那时我们的祖先生活在洞穴里，围坐在篝火旁边，拥有真正的宁静。他们不需要不间断地面对千兆字节的声音、图像、数据，以及无数的要求和决定。这一切对我们来说已经太多了。它们给我们带来压力，使我们难以集中精力、效率降低、精力枯竭，然后生病。

为了平衡这种刺激流，我们需要安静。大量的噪音会使我们的血压上升，增加心脏病发作的风险，影响到我们的健康：在这种警戒状态下，我们的身体会持续释放应激激素皮质醇。亚特兰大的佐治亚理工学院的环境心理学家克雷格·齐姆林（Craig Zimring）博士在医院的新生儿房间里注意到了这一点。声音越吵，孩子们所感受到的压力就越大，就越容易生病，睡眠质量也越差。安静的效果则恰恰相反！

两分钟的安静就可以让我们得到明显的放松，血压会降低，大脑内的血流会加快。

此外，大自然的助益比任何放松音乐都要有用。

所以我的建议是：经常休息，在休息期间避免受到任何噪音干扰。最好是去公园、温室或者去找你的那棵树。如果你在日常的办公生活中做不到这一点，就戴上耳机放松一下。或者是在下班后到草地上散散步，放一张放松音乐的CD或是流畅的和谐音乐来结束这一天，比如，巴赫的《咏叹调》、莫扎特的作品或麦克·罗兰（Mike Rowland）的《精灵女王》（*Titania*）。

压力会导致不必要的负担，同时也会引起肌肉紧张。你可以用药物使肌肉恢复原状，也可以使用注射或按摩的方法。你还也可以做肌肉放松训练。如果你的生活长期处于动荡的状态，那么这是将你从紧张状态中解救出来的最有效的方法。

雅各布森渐进式肌肉放松法

美国医生埃德蒙·雅各布森在20世纪提出了渐进式肌肉放松法。操作的方法很容易：几组从头到脚的肌肉群以很短的序列保持几秒钟紧张。之后你再让它们放松，感受放松的状态。紧张状态应当持续5~10秒，放松阶段应当持续30~45秒。

雅各布森渐进式肌肉放松法简介

为了达到最佳效果，你要找一个安静的房间进行练习，躺在瑜伽垫上或是坐在一把舒适的椅子上。如果你愿意，为了达到放松的效果，你可以在练习的时候播放轻柔的音乐，并使用薰衣草等具有舒缓功效的精油。或者只是选择任何你喜欢的香味。然后从握拳开始（5~10秒），接着放松拳头，感受此刻双手的感觉。你可以用这种方法对各个肌肉群进行放松：下臂、上臂、脚、脚趾、小腿、膝盖、大腿、臀部、腹部、胸部、颈部，最后是嘴部肌肉、眼睛和头部，绷紧再放松。

如果你完全是个初学者，你最好是在睡前20~30分钟开始练习。一旦你熟悉了流程，5分钟就足够了。此外要经常进行练习，这样一次练习就可以让你达到放松的效果。

你也可以借用CD和应用软件的帮助。如果能得到专家的指导，你可能会更容易进入状态，因为训练师会给你精确的指示，还会注意到紧绷和放松的正确时间顺序。大部分训练师还会提供具有舒缓效果的背景音乐。我相信你肯定可以在书店或互联网上找到一个最佳选择。最好是亲自去听一听，看看你是否觉得说话者的声音是温和悦耳的。

要素2：碱性食物

我在本书中已经一再强调过碱性食物的重要性。这一点非常重要，因为80%~90%来找我的患者都出现了过度酸化现象。压力会加剧酸化，与此同时，时间在我们现代的日常生活中是很奢侈的。结果就是我们经常会进食过快，我们常常会认为这是一种无法避免的错误，这样做的话我们就可以腾出时间来工作或做其他重要的事情。难怪我们中间的许多人并不很注意食用新鲜和健康的食物。因为用餐过程通常需要很快，所以我们不得不优先食用垃圾食品，比如比萨饼、汉堡和薯条。

此外，我们忽略了运动和深呼吸。这导致二氧化碳呼出减少，从而导致过度酸化。因此运动是很重要的：我们会通过运动，以自然的方式去酸化。我们在运动的时候呼吸得更深、更快，吸入更多的氧气，也释放出相应的二氧化碳。

许多人为了维持他们繁忙的日常生活，会选择咖啡、香烟、一杯葡萄酒或啤酒作为帮助他们放松下来的方式。这也增进了身体的过度酸化，导致身体性能降低，可能会引起疲劳、头痛或风湿。这些东西还会削弱我们的免疫系统，增加过敏的概率。

因此，我还是会强调"健康三部曲"的主旨，我推荐我的所有患者都服用一种有助于身体去酸化的药物（例如Innova Balance），并注意摄入碱性食物。

以下经验也会起到作用：生长和生活在地球表面以上的所有东西都会让人体酸化。生长在地球表面以下或地表附近的所有东西都是碱性的。然而也有例外，例如橄榄是强碱性的食材，许多种水果和杏仁也是。我提供一个简单的概览，告诉你哪些食物是碱性食物，哪些食物是酸性食物。

碱性食物：菠萝、杏、苹果、香蕉、梨、黑莓、枣、草莓、无花果、覆盆子、蓝莓、黑醋栗、樱桃、甜瓜、蔓越莓、桃、李、葡萄；茄子、鲜绿豆、花菜、西兰花、水芹、菊苣、鲜豌豆、其他豆类（如扁豆、豇豆）、胡萝卜面包粉、大蒜、南瓜、韭菜、玉米、海胆、蘑菇、红卷心菜、胡椒、小萝卜、

甜菜、酸菜、鸦葱、芹菜、菠菜、西红柿、皱叶甘蓝、白卷心菜、洋葱；杏仁、瓜子仁；蛋黄。

强碱性食物：木瓜、柠果；鳄梨、红甜菜、莴苣、生菜、黄瓜、芽菜、土豆、大头菜、莴笋、芹菜叶、菊芋、甜菜；香草和香料、蒲公英叶；栗子、玉米。

酸性食物：红醋栗、鹅莓、柑橘类水果；洋蓟、谷类、玉米淀粉、坚果、开心果、榛子、大黄、大米淀粉、紫甘蓝、芝麻、芦笋、酸奶油；硬奶酪、新鲜奶酪。

强酸性食物：糕点、肉、鱼、所有糖果、花生、核桃；酒精、咖啡、蛋白。

也有*中性食物*，例如：斯佩尔特小麦、小米；黄油、不饱和油。

靠这张清单，你在今后选择膳食的时候肯定会更容易地保持酸碱平衡。平衡的饮食对你助益良多。更好的方法是：保持弱碱性的饮食！这样我们会更容易减轻压力，从最真实的意义上说，正是压力使我们酸化（sauer）[1]。安宁的环境、温暖的气候与适度的放松是健康的基础。此外还需要"吃一点苦"。比如，服用苦味茶饮（马鞭草[2]、绿茶），温水冲兑的苹果醋汁或菊苣、蒲公英叶，苦苣等蔬菜做的沙拉。

平衡有助于健康。但如果你有风湿病，你就要当心了！这通常是非常强烈的过度酸化的迹象，只有当食谱完全转换为碱性食物才会起作用。不仅仅是持续一周，而是至少要持续两到三个月。在你的风湿发作的时候也是如此。在这种情况下，应当再额外注射浓度为8.4%的碳酸氢钠。

正如我在前面所强调过的，运动也非常能够去酸化。运动有助于我们呼出碳酸，放松肌肉，减少体内的应激激素。所以让我们运动起来吧，我们的身体会感谢自己的，它会在运动中分泌出快乐的激素。因此我们也会感到舒适和平衡。

简单的运动比如散步、划船或游泳也是很好的。有关节病的人群应当避免慢跑，这会造成细胞层面的损害。

---

1 德语sauer有酸、生气两重含义。——译注

2 马鞭草，多年生直立草本植物，可入药，味苦，性寒，亦可作茶饮。有清热解毒、活血散瘀、利水消肿等功效。——编注

要素3：意识

　　精神上的灵活性对于预防疾病也非常重要，这样我们就不会有被某个念头禁锢的危险。如果我注意到我在原地打转，我就应该改变我的思路，比如问问自己：如果事情完全不同呢？出现了什么征兆，或处于什么情况下，也是很好的呢？如果我想要使精神变得活跃，不再那么固执，我也应该直面带有批评色彩的念头。

　　对自己反思并不表示要对自己进行攻击，而是会激发一种另外的论点，这种论点可能会使我们的观点走得更远，使我们的视角变得更开阔。也就是在生活提供的诸多可能性中选择另一种观念。这种行为还可以拓宽我们宽容的程度，防止我们被一种单一的思想所占据。

　　安德烈亚斯·巴德尔和乌尔丽克·迈因霍夫的事例[1] 尽管

1　安德烈亚斯·巴德尔（Andreas Baader，1943—1977），德国左翼军事及恐怖组织"红军派"的主要领导人之一。乌尔丽克·迈因霍夫（Ulrike Meinhof，1934—1976），德国左翼恐怖分子、记者，"红军派"的主要领导人之一。电影《巴德尔和迈因霍夫集团》（Der Baader Meinhof Komplex，2008）讲述了用以暴制暴的方式犯下多起暗杀、爆炸攻击以及绑架罪行的"红军派"的历史，作为"红军派"主要头目的巴德尔、迈因霍夫被捕后，分别于1977年、1976年在狱中自杀。——编注

与医学无关，但我认为他们的例子非常清楚地证明了我的观点。他们都是非常聪明的人，却执迷于一件事情，然后就陷入了犯罪行为。

孩子们在学校里被要求学习对支持某个主题或反对某个主题进行书写，这在一定程度上已经促进了心理的灵活性。这个写作练习可以帮助人们找到适合自己的东西，同时也让人们从相对的角度看待问题。我们也应该把这种改变视角的做法融入我们的生活和思想中，因为它有助于保持思想的灵活性。

如果你对一个右翼激进分子说："外国人也可能是好人。"他很可能会回答说："一派胡言，外国人是坏人！"他的思想已经僵化了。在足球比赛中，也会有一些球迷形成属于他们的思想障碍，不管另一队踢得怎么样，他们都会嗤之以鼻。

如果现任土耳其总统因为有人持不同意见而被拘捕，这也是因为一样的固定、僵化和套路的模式。这种模式会让人生病。尤其是那些对表明观点和方向的人们持怀疑态度的人，那些因为害怕报复而坚持同一个方向的人，无论是在政治制度上、公司里、家庭中还是在伴侣关系上，你会发自内心地感觉到这里面有什么不对。如果你一直固执己见，从长远来看，这种做法会让你生病。

怀疑属于人类在进化中发展出来的一种能力。"怀疑"意味着需要采取行动来平衡感情与思想。我们都是与彼此连接的开放系统，我们必须找到一条共同的出路，让我们"每一方"都感到舒服。

如果有人因为恐惧采取行动，他的情感层面和精神层面就会相互作用，相互制约。如果你能够消解一个念头，你就能让恐惧很快消失。

旧有的模式是非常复杂的，经常需要经过调整和覆盖。因此至少要设法从过去的阴影里解脱出来。但旧有的模式还会一再重返：我到底能不能专心倾听其他的想法？我到底是被对方的论点说服了，还是我只想维护自己的利益？

在伴侣关系中，你也可以做一些更有趣味性的尝试。其中一方向对方描述他在对方或其他人身上发现的十种积极的特质，这些特质是他欣赏和钟爱的，然后再描述十种消极的特质。这有助于把自己从消极的思想障碍中解救出来。比如另一位伴侣可能根本不知道这与每天的生活垃圾有关：因为自己从来不倒垃圾，这就有可能造成了一个微小的创伤。

要素4：清晨排便

规律的排便是保持健康的一个非常重要的标准。如果你清早没有排便，我就会觉得你一整天都过得软弱无力。石勒苏益格–荷尔斯泰因州的一位兽医也证实了这一点。他问我："你的工作是什么？"我告诉他我是一名医生，经常会研究饮食和肠道的问题。对此他认为："最重要的是清晨的排便。如果你没有排便，那么一整天都毁了。"

消化科专家弗兰兹·泽维尔·迈尔也有同样的看法：我们应该在第二天排出前一天食用的东西，因为这样我们的消化道就会像山泉一样清澈干净。一条流速缓慢的溪水会变得泥泞而肮脏。

肠道有什么功能？我们认为它可以从食物中分离出维生素、矿物质和蛋白质，并排出它不需要的东西：有毒物质和纤维物质。如果我便秘，那么这些物质在我体内停留的时间就会比预期的更长。这可能会导致再次中毒，并影响到整个肌体，尤其是免疫系统和新陈代谢。

因此清晨排便是一个非常重要的健康标准，我们以此排出我们前一天吃的东西。例如，如果我们吃了甜菜、蓝莓或菠菜，我们就可以很容易地靠发红或颜色较深的粪便分辨出来。这可以让你看出你的肠道工作有多快：你是否可以第二天排出这些已经消化的、固定成形的食物。

粪便一般呈香肠状，它的成形发生在直肠里，在肠道的最后15厘米处。如果我排便较多，我的粪便只是在一开始会呈香肠状，之后也可能会出现一些小香肠状的粪便。这很正常。

我曾经在一个药剂师讲座中当众提问，什么是正常的排便情况，我得到的答案是：一天四次到一周两到三次都是正常的范围。这个范围太大了，你不觉得吗？我想那些药剂师学到的就是这些。但我不同意这个标准。解决排便问题不只是要服用泻药，我们应该研究不同的类型，并给出相应的方法。

无法每天清空肠道的人排毒不充分。他会感到疲惫，情绪低落，身体容易出现炎症反应和积水现象。而且正如我经常提到的那样，健康的消化过程取决于正常运转的微生物，如果你是在自然条件下出生的，也就是说不是剖宫产，你一出生的时候就已经具有了这个前提条件。

我举一个例子：我曾经有个患者，她的孩子出生后有五个月没有正常排便。只有儿科医生开的处方药才管用，因此母亲不断地给孩子服用泻药。母亲和孩子都因为孩子夜间发出的嚎叫感到疲惫，我很惊讶为什么没有人会追问她的孩子为什么便秘。新生儿通常都会正常排便。我有了一点怀疑，于是我问她是剖宫产还是顺产。母亲证实了我的怀疑：她的孩子是剖宫产的。孩子出生的时候几乎处于一个无菌状态，没有通过产道接触阴道菌群，因此也没有接触到母亲的微生物。我建议她在给孩子喂奶之前先用共生菌素滋润乳头。然后你看！三天后孩子就开始排便了。之后孩子每天都会排便。

我能做些什么来刺激我的肠道？我从阿育吠陀医学的知识里学习到的是，我建议你在早餐前一小时，在胃部干燥的情况下喝四分之一升到半升的温水或热水。这会刺激肝胆系统释放胆汁进入小肠，刺激肠道蠕动。

如果你长期便秘，我建议你在睡前喝一勺苹果醋，兑四分之一升温水。这有同样的刺激作用，另外苹果醋可以清洁肠道细胞，帮助清除可能吸附在肠壁上的真菌。这种支持措施非常简单，你在任何地方都可以这样做，就算是在旅行的时候也可以坚持。这就像一种排毒的训练。此外它在精神和心理—情感层面上也可以给人自由的感觉。

使用一小股注入水来溶解直肠中的硬化颗粒也是很有帮助的。

当然，某些香料和其他的方法也有助于刺激肠蠕动。怕冷的人应该优先使用温性香料，例如姜或芥末。其他人可以用盐水灌肠，在早晨胃部干燥的时候喝五分之一杯盐水。在肠内盐浓度增加以后，身体会通过向肠内释放水分来进行平衡。这可以刺激排便。

此外，当然有必要检查：为什么肠蠕动或微生物不正常？如果腹部肌肉或整个结缔组织薄弱，肠内肌肉也可能会薄弱而懈怠。

懈怠的肠道也会产生所谓的不成形大便，这会导致"播种者"体态，常常会引发背痛。晚上在一杯水里加一勺苹果醋会使你的肠胃膨胀。你应当一直喝到你的大便恢复正常。同时你应当加强你的微生物。这也适用于容易腹泻的人群：因为只有健康的微生物才能保证肠道细胞健康，并有助于缓解炎症。

容易腹泻的人通常也会表现出多动和过敏的迹象。他们经常会腹泻，因为他们对麸质、鸡蛋或牛奶不耐受。在我的诊所里，这是我的患者主要会感到不耐受的三种食物。我从来没有见过有人对肉有这样的不耐受反应，尽管可能确实存在这样的人。但频繁腹泻也可能暗示着你有些情绪化。

要素5：乐趣，积极的生活态度

生活的乐趣就像汤里的盐。我很幸运地出生在一个西方福利社会。我是自由的，我有食物吃，我有地方住，有一张整洁的床，我还有朋友……发现这份赠礼，为它和自己的生活感到快乐，并感受这份快乐，这是非常重要的。因为如果我一直在埋怨，我就会有生病的风险。有可能是我的食谱导致了过度酸化——如果是这样的话，我在心理上也会有生气的感觉。

如果我受到便秘的折磨，我就无法真正感觉到快乐，因为我总是感觉到我内心的负担，而不是生命和生命的能量。发现这个世界的五彩斑斓的最简单的办法，就是让自己认识到世界上有多少不同的口味。把注意力集中在自己吃的东西上，而不是边吃边阅读、发短信或与别人约定见面时间。

我可以通过各种各样的经历和印象来体验快乐。每个人对什么是有乐趣的东西都有不同的定义。有的人可能觉得是美食（大多数人都这么认为，我从来没有遇到过不觉得吃是一种享受的人），有的人可能喜欢打鼓，坐在码头上晒太阳，或者愉快地抽一根雪茄。一切能够刺激到你，让你感受到光明和生命的东西都可以，它们甚至有时会影响到你的心脏或毛细血管。不要简单地接受这些经历，要赋予它们丰富的体验。

很多人在遇到困难的时候才学会给自己乐趣，珍视自己的健康。想想鸡眼这个无害的小例子。它会让你痛得不想动，更别说穿上漂亮的鞋子了。不，你会选择最宽的、通常也是最旧的鞋子，这样你就不会每走一步都在招惹你脚趾上的小毛病了。

因此有必要不断地问自己：快乐对我来说意味着什么？健康意味着什么？不要等到你生病以后再问。看到这一点，可能会有助于建立起积极的生活态度。

我们在进化的过程中总是在前进，我们的意识也是如此，因此乐趣应当跟随着相应的行动。如果我们说"事实上……"，那么我们就已经不再享受这件事了。"事实上，我不应该在我妻子之外找情人。"如果我这样说了，我就不再能享受一个又一个情人了。当然，这是一个极端的例子，亲爱的女士们，请原谅我，但它很清楚地说明了"事实上"所引发的内在裂痕。

"事实上，我得花更多的时间和我的孩子们在一起。"事实上，这是最荒谬的一句话了：你已经认识到了你的行动和你的思想并不一致，却没有去改变这个困境。请注意！举个例子：我在周一会和我的两个儿子度过属于男人的一天。诸如此类的做法很重要。否则你会一直感到内疚。从长远来看，这会有回报吗？这不是为了你的利益，也不是为了其他人的利益。如果你没有创造性地找到一个令人满意的解决方法，快乐就不会真正到来。

平衡——秘而不宣的健康标准

就像生活中的一切（不仅仅是我们的健康）那样，我们也应该在生活的过程中培养良好的工作与生活的平衡。我们永远要追求一个中庸的状态。这样我就可以增进快乐，因为这样我就有时间去做那些对我来说真正重要的事情。

我自己就已经找到了工作和生活之间的平衡点，现在我将我的诊所和住所设在同一栋楼两层以上的房间里。这就避免了早晚通勤的长途跋涉、交通拥堵或公交晚点，多出来的时间我可以用于运动：我很喜欢骑马。骑马就像工作一样能够带给我乐趣。这种劳逸结合给了我可以传递给其他人的能量。

我的生活也可以从四个层面的角度来解释：我坚持运动和地中海式饮食[1]（作为家庭饮食，这种饮食方式包含比酸性食物更多的碱性食物），通过共生乳酸来维护我的微生物，以此平衡了调节管理层面。同时我定期接受泰式按摩，一年休四周假期。我在心理—情感层面上感到愉快，因为我实现了自己的目标，获得了社会环境的认可。我凭我良好的直觉感受到了这一切。我保持精神层面的活跃，因为我是一个具有多面性的人，我积极组织论坛和沙龙，并阅读给人启发的科学书籍和专业书籍。

顺便说一句：没有人是孤独的，每个人都要与其他系统接触。比如一对伴侣里一方和另一方，比如一个家庭里的成员之间，比如一个人和周围的环境、朋友、邻居和社区等进行接触。这些接触给我们带来了快乐和触动，我们的接触面越大，我们就越需要适应它，或者自然而然地做出决定：它（还）适合我吗？

---

1 地中海式饮食是指有利于健康的，简单、清淡以及富含营养的饮食，以地中海沿岸的意大利南部和希腊为代表。这种受现代营养学推荐的饮食结构以蔬菜、水果、鱼、海鲜、豆类、坚果类食物为主，加上适量的红酒和大蒜，烹饪时用植物油（含不饱和脂肪酸）来代替动物油（含饱和脂肪酸），尤其提倡用橄榄油。——编注

因此，内心的快乐与疗愈不仅仅会影响到你自己，还会影响到你的家庭。我们基本上是一个会影响到另一个系统——家庭——的系统。如果我改变了我自己，其他人也会迎来改变。我们是系统中的一个系统，这个系统在自然界和宇宙中已经达到了顶峰。这里也没有谁是一个孤岛，一切都在协同运作。最重要的是：融为一体。也就是保持完整，保持快乐，保持健康。

从这个意义上说，我祝你一切顺利，希望我已经给了你一些很好的想法。我写这本介绍性书籍的意思并不是说我什么都知道，这些知识都是我一生经验的精华。

我和你一样，我们都在不断地进步。所以比如说，十年前我的治疗方式和今天或者二十年前的治疗方式肯定也是不同的。其他以治疗为业的人们也在努力做好他们的工作，帮助其他人。这一点每个人都知道。但我认识到对我来说至关重要的是：我们绝不能停止对外开放，我们需要朝着不同的方向思考。只有这样，才可以治愈那些学院派医学无法帮助的人。

我大大拓宽了自己的视角，很显然，并不是每一种方法都能帮助到每一个人。这一点也适用于医生：每个医生、治疗者或其他治疗师都会弹奏出自己的旋律，就像在音乐领域中一样，同样的钢琴白键和黑键会产生非常不同的旋律和乐曲。有人会演奏莫扎特，有人会演奏谢尔盖·拉赫玛尼诺夫，还有人会演奏重金属乐曲。患者应该决定到底哪种音乐才适合自己。这就是问题所在！

我想鼓励人们在无限的可能性中——比如那些随时可以查询的信息量子——为自己负责，选择出适合自己的正确方式，深入到自己的意识中，并采取相应的行动。从广义上讲，这也可以被称为量子医学。你感受到了能量子，然后它们就变成了一个人真正的信息量子。医生的艺术在于有意识或无意识地感受患者发出的信息量子。他将这些信息量子与自己的经历进行比照，并找出哪种治疗方式对这个人来说是正确的。他会这样问自己：做什么可以帮助到我的患者？

例如，那些偏远地区的少数民族如果从未听说过汽车是什么，那么他们当然也不会认出汽车。在健康方面也是如此：如果有人从未听说过食物不耐受，他们也不会认出这种情况。某种精神障碍也可能面临同样的结果。我觉得在许多领域里都是如此，因此我要让你们对这一点更敏感，也让你们意识到慢性病的病因往往隐藏在不同的层面——在我的管理体系里是四个层面。

如果知道了病因，就要采取行动，否则就无法实现成功的治愈。我不是要你接受医生说的话，然后照做。不，每个人都应该能够理解医生的意思，然后因为它听起来有道理，你相信它，你再采取相应的行动。怀抱着变得更健康的信念和意识，每个人都能迎来成功。

很多人来找我的时候就像是来找一位精神领袖，因为别人对他们提到过我。我可不希望这样！事情的关键是他们自己要知道事情产生了变化，事情正在变好，如果他们试图认识自然的伟大——因为大自然在人类进化的漫长历史中已经做了许多伟大的事情——那么他们就可以促进自己的健康水平。医生应该帮助患者推进他意识的进程，这样你就从医生变成了治疗艺术家。

自然和我们人体都不是固定的系统，总有什么是可以改变的。如果我知道人体有四个层面，我就可以尝试在四个层面上进行治疗：如果我注意到我在一件事上总是以同样的方式行事，我就得在我生活的环境中找到这个方向的专家。如果我感到过度紧张，我可以采用放松疗法，或是定期做泰式按摩。如果当我的精神层面形成了障碍，我就要找处理精神问题的专家寻求帮助。他们可以是牧师、神父甚至灵媒。如果我有哮喘发作、心脏病发作或出了什么意外，内科医生或外科医生会帮我解决紧急情况。

我希望你能够变得独立，学会在众多的可能性中为自己做出正确的选择。我想鼓励你独立思考和行动，这样你就有可能发现在你生病的感觉背后隐藏着什么。但也不要矫枉过正，完全不接受医生的诊断和药方！

相信我：只有通过个人的努力，只有你发自内心地接受了**"知行合一，你就会健康"**这句格言，你才能够达到真正的疗愈。我的生活与我经年累月的治疗工作，一次又一次地表明了这一点。

第十章　五种促进健康平衡的简易疗法

　　以下五项措施通常能让你患了慢性病的身体恢复一点平衡。它们是走向健康的第一步，即使在主干扰场还没有成型的时候，这也是有用的。有时候，身体找到恢复的力量、达成更好的调节管理效果就足够了。几种说明里提到的药品都是非处方药。

健康三部曲

　　任何肠道干扰都与肠道菌群的改变有关。肠道菌群被所谓的保护菌群所包围——主要是乳酸菌和嗜酸乳杆菌。它们是使肠道更坚固的重要物质[1]，在出现肠漏综合征——肠黏膜出现开口——的情况下，任何致病物质都无法进入身体。为了避免肠漏综合征，我推荐共生全效益生菌粉，因为这种制剂不含麸质。此外，我建议去酸化，因为每一种炎症都伴随着组织的酸化。

我推荐的是在我的诊所里经过验证的去酸化剂 Innova Balance。它由混合矿物质组成，可以使身体有能力产生碱性缓冲带。同时我也建议服用酶。它们有助于增强免疫系统的自我调节能力。

因此，对于所有慢性病，我建议采用以下疗法：

* 一袋共生全效益生菌粉与一袋 Innova Balance，用一杯水冲服，最好是在晚餐时饮用。

* 早晚各3片 Innovazym（酶）；
  如果患有癌症或其他肿瘤疾病，我推荐 Innovazym CA 而不是 Innovazym。

---

1 肠道菌群的主要部分，即所谓保护菌群（共生菌／益生菌），此外，还有中性菌群，以及致病菌群（如大肠杆菌）。研究发现，体魄强健的人肠道内保护菌群的比例达到70%，癌症患者的比例只有10%。——编注

饮水疗法

如果你经常遭受肌肉僵硬和尿酸升高的折磨，这个为期四周的饮水疗法可以帮助你。实际上这是一种更大规模的去酸化。

*   每天1袋Innova Balance，2片Nephroselect，1片Uvalysat，½袋维生素C粉末，比如Caelo牌维生素。
*   将所有药物用1.5升水溶解，在一天之内饮用完毕，持续4周。
*   此外你应该每周做两次盆浴，将100克的碳酸氢钠放入浴缸里。盆浴时间：水温37度，20~40分钟。

增强免疫力——预防或治疗感冒

如果你想增强你的免疫系统的功能，我推荐微生物疗法：

*   从进阶共生菌制剂（或Colibiogen滴剂）开始，每次5滴，每天2次，逐渐增加到每次20滴，每天2次，持续服用2~3周。
*   在这之后服用共生菌1号，每天2次，每次20滴，持续6~8周，然后加上共生菌2号（或多种菌群片剂、胶囊），每日剂量20

滴，持续4~6周。

* 这些都是提高免疫系统的措施。

  共生菌1号可以增强黏膜的抵抗力，在从每年10月至次年2/3月的冬季预防感冒。共生菌2号通过大肠菌群刺激肠道，增强其非特异性防御能力。

真菌疗法，治疗甜食成瘾

你是不是总是想要吃甜食，你是不是感到疲惫、筋疲力尽、腹胀和饱腹感加重？你的舌头出现白舌苔了吗？你感到瘙痒吗？或者你正在受脚部、指甲或阴道真菌的困扰吗？所有这些信号背后都可能意味着真菌感染，因为在每次抗生素治疗后，真菌在肠道内生长的风险很高。如果感冒一直持续，或其他复发性感染一直存在，我们中的许多人就会服用抗生素，每年至少一次。你应该这样进行真菌疗法：

* 在第一周内，随餐服用3次（每次1滴管）阿迪克莱悬浮液和每次1片阿迪克莱片剂。在第一周内，随餐服用3次（每次2片）阿迪克莱片剂。

* 此外，在服用真菌期间不要吃任何糖，尤其是白糖、白面和甜

味水果。

* 应当多喝水，在晚上睡觉前喝一杯水冲兑的苹果醋。这有助于清除肠壁上的真菌。

* 与真菌疗法同时使用微生物疗法，每天 2 次服用进阶共生菌制剂。从每次 5 滴开始，增加到每天 2 次，每次20滴，直到用完一瓶。

* 服用进阶共生菌制剂后，你至少应该：
服用共生菌1号8周。从每天2次，每次5滴开始，增加到每天2次，每次20滴。

* 在服用共生菌1号4周后，你应该开始采集粪便样本，用于制作所谓的自身疫苗。同时你在饮食上要注意避免摄入单糖（甜食和含糖饮料），这会妨碍你管理真菌。

* 服用共生菌 1 号大约 8 周后，你应该在此之外每天服用 1 片共生菌 2 号。

纯真菌疗法持续大约两到三周，微生物疗法当然需要更长时间。严格的饮食禁令可以在最初的两到三周后取消。但大多数时候，你根本不会想吃甜食，你会感受到，并在进食时考虑到这一点。也就是说，尽量不要大量食用或饮用精制糖。

为了提高治疗效果，必须考虑以下几点：

* 每两周更换一次牙刷。
* 如果有必要的话，也让你的伴侣接受治疗——

  因为有传染风险！
* 你的牙膏不应含有消毒剂和氟化物。我推荐Weleda Sole牙膏或

  Neydent von Vitorgan牙膏。

如果你想读更多关于肠道真菌的文章，我推荐葛比·古策（Gaby Guzek）和伊丽莎白·兰格（Elisabeth Lange）的《体内真菌》（*Pilze im Körper*，见参考文献第7条）。

戒除胃酸抑制剂（质子泵抑制剂，PPI）

* 你在服用抗胃酸药物之后还是感觉没有好转吗？以下是一个帮

  助你摆脱PPI的指南：
* 在前14天，服用你旧有的药物，加上每次一袋Symbio Detox和

  一袋共生全效益生菌粉。
* 之后在2到4周内逐步减少PPI剂量，继续使用Symbio Detox和

  共生全效益生菌粉。

* 然后开始用共生菌群、共生全效益生菌粉和Symbio Detox进行

  微生物治疗。

  持续3到4个月。

* 同时从戒断PPI后开始服用马钱子C30和砷C30，每次10滴。

* 如果你仍有胃酸过多的问题，我建议再加1袋Innova Balance。

致谢

在本书的最后，我想说声谢谢。首先感谢我的家人，他们一直支持我走在这条崎岖的道路上，虽然有许多人已经再也听不到我在这里描述的事情了。无论如何，我没有吓到我们的两个孩子玛丽和帕特里克：他们从中受到了启发，也成了医生。我还要感谢我的妻子玛格丽特：她在放松训练和心理咨询方面为我和我的许多患者提供了很大的帮助。

我要感谢我的朋友，出版商克里斯蒂安·施特拉塞尔（Christian Strasser）。他在过去的三十年里一直非常密切地关注着我的工作，多次要求我写下我的知识，并给了我一个发表的平台。

我还要感谢我所有的患者。他们激励我不仅仅通过他们的疾病，也通过他们的个性找到我的职业道路，并不断地在这条路上坚持前行。

也感谢我在这一生中认识的偶像和榜样。他们为这本书提供了最初的灵感，因为他们，我才能发现并提出我所谓的量子医学的观点。

最后我要特别感谢两位非常重要的人物：记者克里斯蒂娜·科勒（Christine Koller），没有她，这本书就不可能在短时间内以这种形式完成；还有我的朋友，摄影师亚历山大·库普卡（Alexander Kupka），我不仅仅要为书中的漂亮插图[1]感谢他，还要感谢他对我的网站设计的热情帮助，在我准备讲座的时候，他也是一个很好的合作伙伴。

1　本书第66页、第181页插图为编者所加，其余为德文原版插图。——编注

参考文献

01 Davis, William: *Weizenwampe. Warum Weizen dick und krank macht*, München 2013.

02 Davis, William: *Weizenwampe. Der Gesundheitsplan*, München 2016.

03 Diamond, John: *Der Körper lügt nicht*, Freiburg 1983.

04 Enders, Giulia: *Darm mit Charme. Alles über ein unterschätztes Organ*, Berlin 2014.

05 Fasano, Alessio: *Die ganze Wahrheit über Gluten*, München 2015.

06 Görnitz, Thomas/Görnitz, Brigitte: *Von der Quantenphysik zum Bewusstsein. Kosmos, Geist und Materie*, Berlin 2016.

07 Guzek, Gaby/Lange, Elisabeth: *Pilze im Körper. Krank ohne Grund? Pilzinfektionen erkennen, heilen und vorbeugen durch gesunde Ernährung*, München 2014.

08 Hänni, Pier: *Wege zu Orten der Kraft. Plätze der Erholung,*

Inspiration und Heilung selber finden, Aarau 2006.

09 Jacobson, Edmund: *Entspannung als Therapie. Progressive Relaxation in Theorie und Praxis*, Stuttgart 2017.

10 Klinghardt, Dietrich: *Lehrbuch der Psycho-Kinesiologie*, Kandern 2014, 12. Auflage.

11 Kriegisch, Norbert/Hallweiß Margot: *Schlank und fit durch gesundes Fasten*, München 1999.

12 Kriegisch, Norbert/Zittlau, Jörg/Heinke, Dagmar: *Die besten Hausmittel von A bis Z*, München 2012.

13 Mann, Frido / Mann, Christine: *Es werde Licht. Die Einheit von Geist und Materie in der Quantenphysik*, Frankfurt am Main 2017.

14 Meyer, Rüdiger: *Protonenhemmer Inhibatoren: Effekte auf Endothelien*, Dtsch. Aerztebl. 2016, 113 (22–23).

15 Radford, Elizabeth J. et al: *In utero undernourishment perturbs the adult sperm methylome and intergenerational metabolism*. In: Science, DOI:10.1126/science.1255903, 2014.

16 Schulte, Adrian: *Alles Scheiße!? Wenn der Darm zum Problem wird*, München 2016.

17 Spiegel online: *Studie mit Mäusen. Dicke Eltern, dicke Kinder*, 14. 3. 2016.

18 Stalfelt, Pernilla: *So ein Kack! Das Kinderbuch von eben dem*, Frankfurt am Main 2014.

19 Zimring, Craig: http://www.gegenfrage.com/ruhe/

http://lexicon.stangl.eu/1245/epigenetik